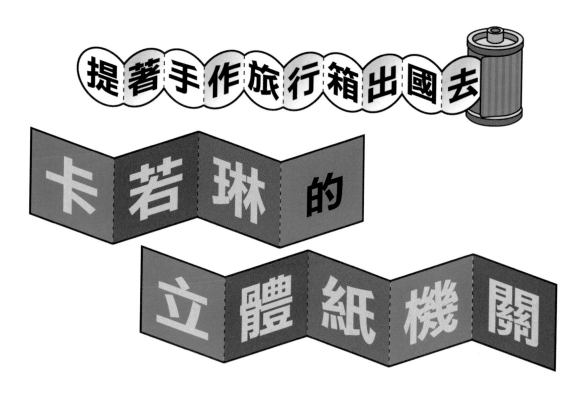

提著手作旅行箱出國去

卡若琳 的 立體紙機關

U0069986

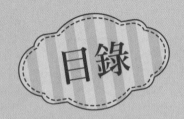 CONTENTS

PART 3 ╳ 小密技篇 SKILLS ARTICLES

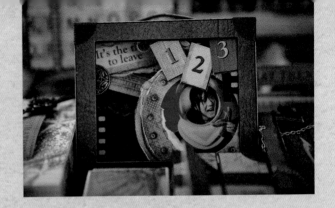

作者 卡若琳

Carolina Chung

國立台灣藝術大學 書畫藝術學系畢業

親愛的大家：

距離上一回出書已經過了 3 年半的時間，卡若琳累積了上課教學及創作的經驗，精挑細選出人氣主題 [旅行箱] 為主軸，運用各種不同的技巧，呈現出各式立體機關相簿。這次作品由簡入深，提供同學們完整的學習並且容易上手，讓愛旅行的你，更容易在閒暇時間，製作一個屬於旅程中的迷你剪輯相簿。

經常有人問我，這些作品是怎麼創作出來的，也許這樣的回答過於老套，但不管任何技能的提升，都是需要反覆再反覆的練習。當你對作品沒有想法時，可以從簡單的摺紙或者是打洞器……等工具，去練習發想出更多不同的創意。若真的都不知道如何下手，"臨摹" 也是一條很好的練習道路，經常玩經常做，就會容易激發出靈感，久而久之創作就會慢慢形成，旅行也是培養眼光及激發腦力很好的靈感來源。

It has been 3.5years since last book published. This time, Carolina choses the most popular "the suitcase" with many different techniques, in various pop-up albums.
This book teaches readers from the basic techniques to the complex.

It is easy to learn, you can make a mini collective album after your travel.

People often asked me, how were the albums created. This might sound boring but with any skill you are learning, practice is the only answer. Even if you had no inspiration for now, just start with folding the paper or punching holes, follow the instructions in the book, play with tools, you will have some creative ideas come into your head then more inspiration will flow.

Travel is another way to open our mind and
stimulate the thinking, the great
source of inspiration.

卡若琳活躍社群歡迎大家加入

近年經歷：
- 女子學 網路新聞專題報導
- 「點 · 心 · 紙──香港傳統點心 SCRAPBOOK 紙藝展」
- pop-up book 口袋立體書職人特展
- 港·台 ScanNCut 紙藝機合作教師
- 文化大學兒童手工書教師

網路合作分享：
- 噪咖
- 中時即影音
- ET Play 新聞
- 快點 TV
- 台灣達人秀
- 新聞龍捲風
- 中時電子報
- 必 poTV
- udn.com 聯合新聞網

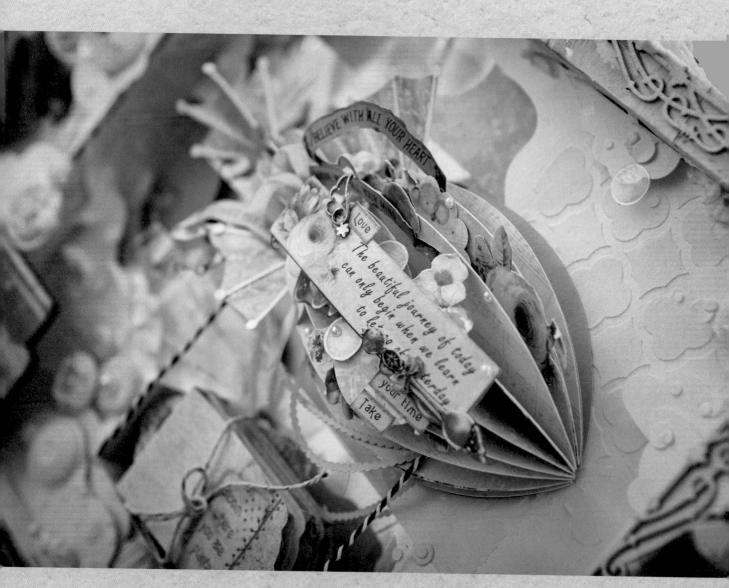

工具介紹：

1. 熱熔槍
2. 緞帶
3. 小書機
4. 膠帶
5. 花邊打洞器
6. 裝飾布花
7. 橡皮擦
8. 美工刀
9. 剪刀
10. 折線棒
11. 色筆
12. 鉛筆
13. 紙雕棒
14. 鑷子
15. 圓形打洞器
16. 雙面膠
17. 金線
18. 尺
19. 水滴印台
20. 金屬打孔器
21. 鉗子
22. 模型樹粉
23. 白膠
24. 美編紙
25. 切割墊
26. 木質配件
27. 鑰匙配件
28. 紙膠帶
29. 木夾子
30. 珠鍊
31. 金屬護圈
32. 兩腳釘
33. 裝飾釦子
34. 花色布料

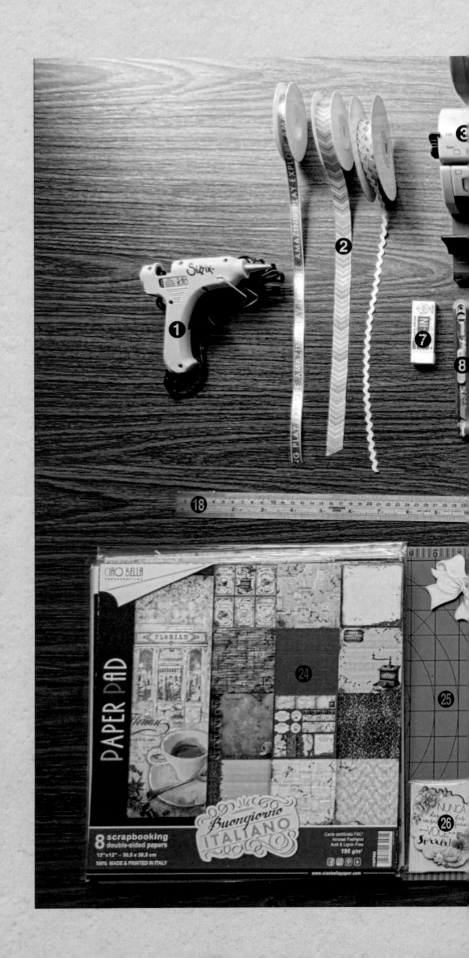

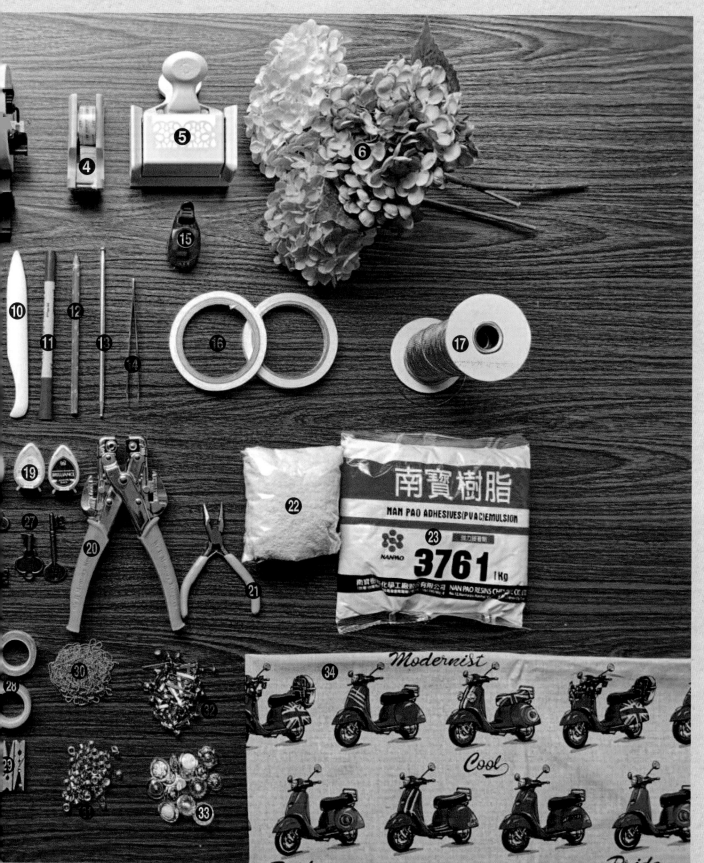

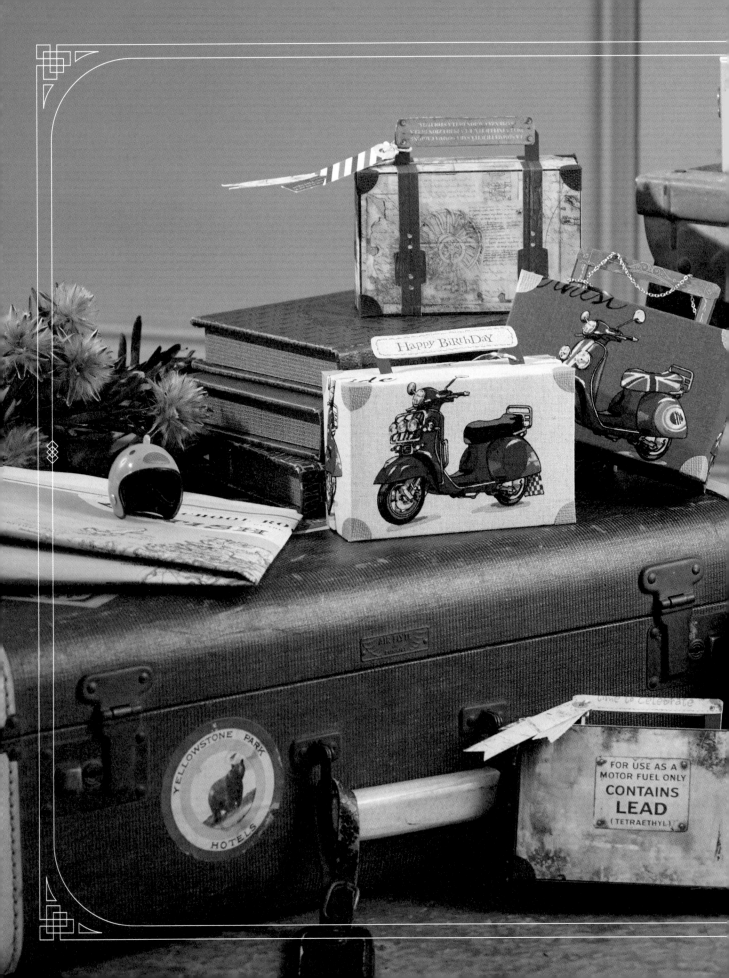

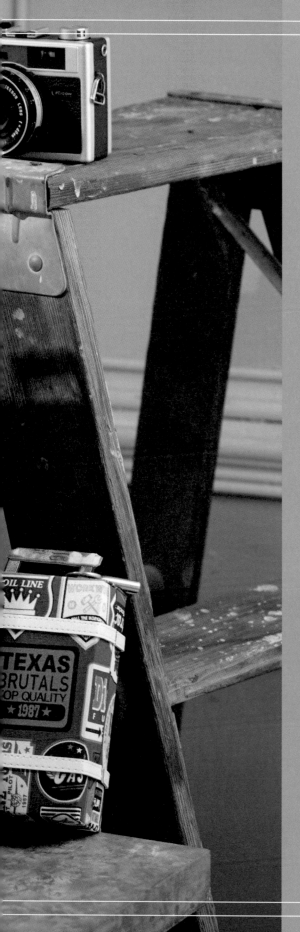

Part 1
基底篇

BASIC
ARTICLES

✕

漂亮又療癒的立體摺紙藝術，
有著優雅與質感，跟著清楚的步驟操作，
就能完成專屬於你的紙藝術作品。

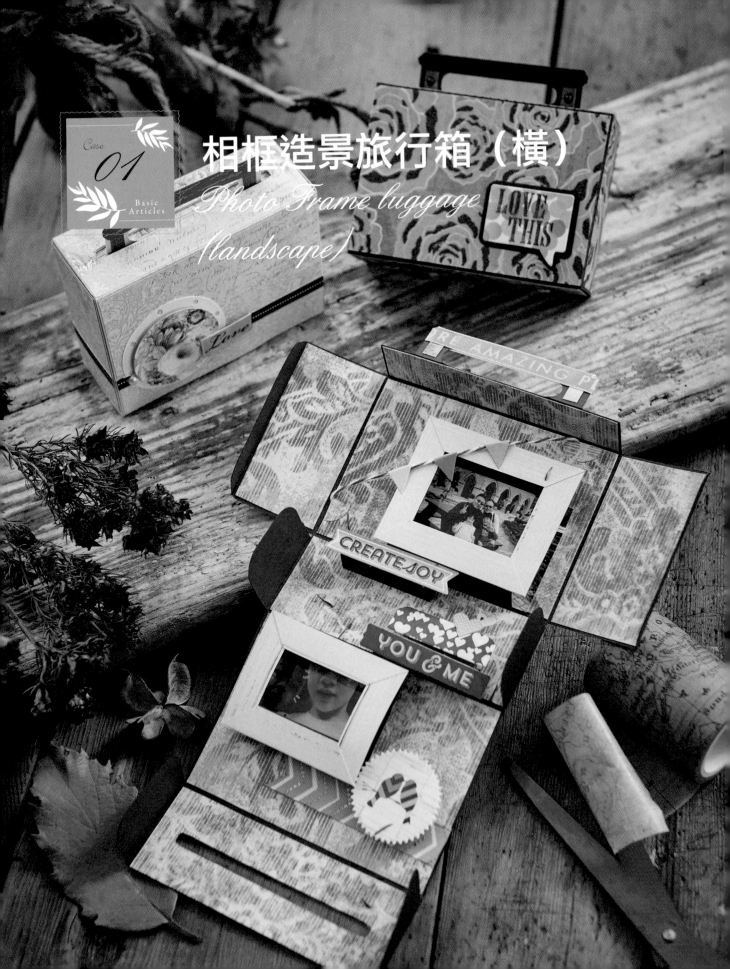

相框造景旅行箱（橫）

Photo Frame luggage

(landscape)

"The world is a book, and those who do not travel read only a page."
— Augustine of Hippo, Christian Philosopher
「這世界像是一本書，而不旅行的人只讀了一頁。」-- 希波的奧古斯丁（基督教哲學家）

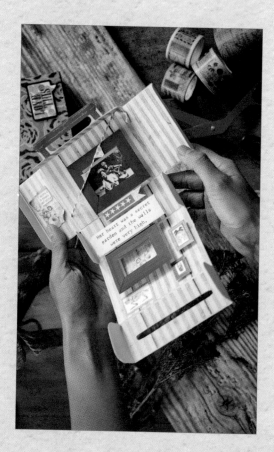

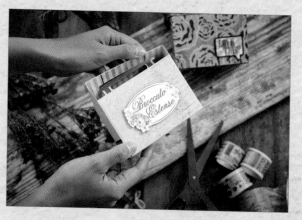

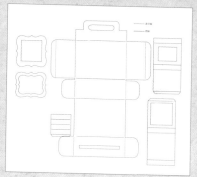

相框造景旅行箱（橫）／紙型板模 P.158

作法 *Practice*

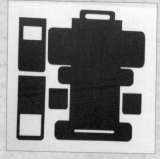

1 基底版型切割完成

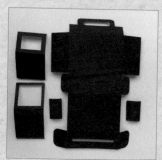

2 全部先依摺線摺好

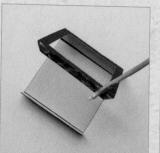

3 相框黏貼邊塗上白膠

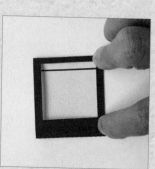

4 壓緊黏貼

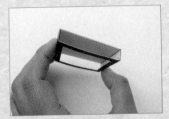

（黏貼好的側面狀態圖）

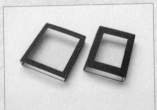

5 製作一大一小相框備用

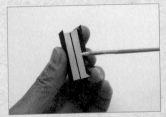

6 長柱體的黏貼邊塗上白膠

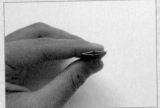

7 壓扁黏貼

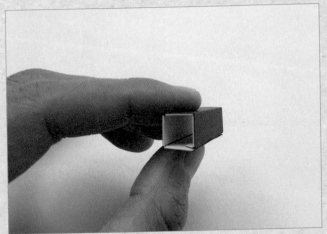

（黏貼好形成長柱體）

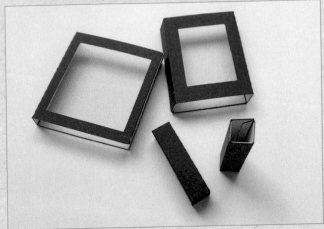

（共組成 4 個零件）

Finishing!
成品圖

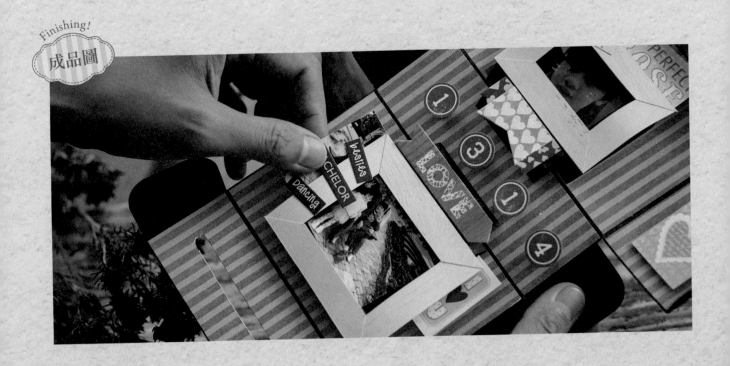

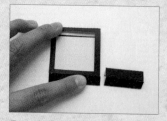

8 相框往上推平

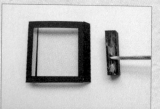

9 長柱體一邊上膠

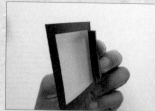

10 二個壓扁黏貼

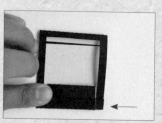

11 二個底部要對齊

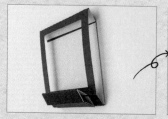

12 黏好狀態如上，調整好待白膠乾

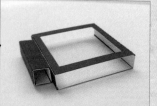

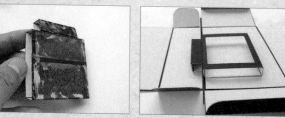

13 相框的背面上膠

14 框盒底部的中線對齊黏貼

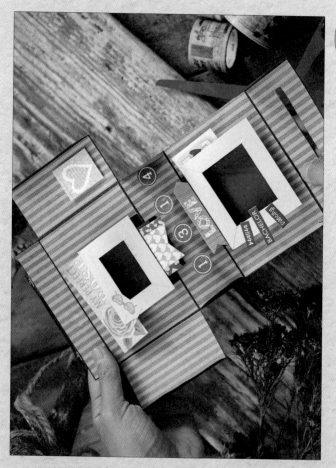

15 1大1小相框黏貼作法相同

旅行箱收合方法

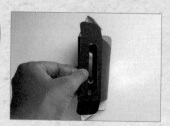

1 提把先穿入洞口

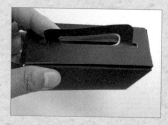

2 提把往上摺

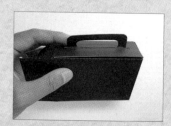

3 左右兩邊蓋上

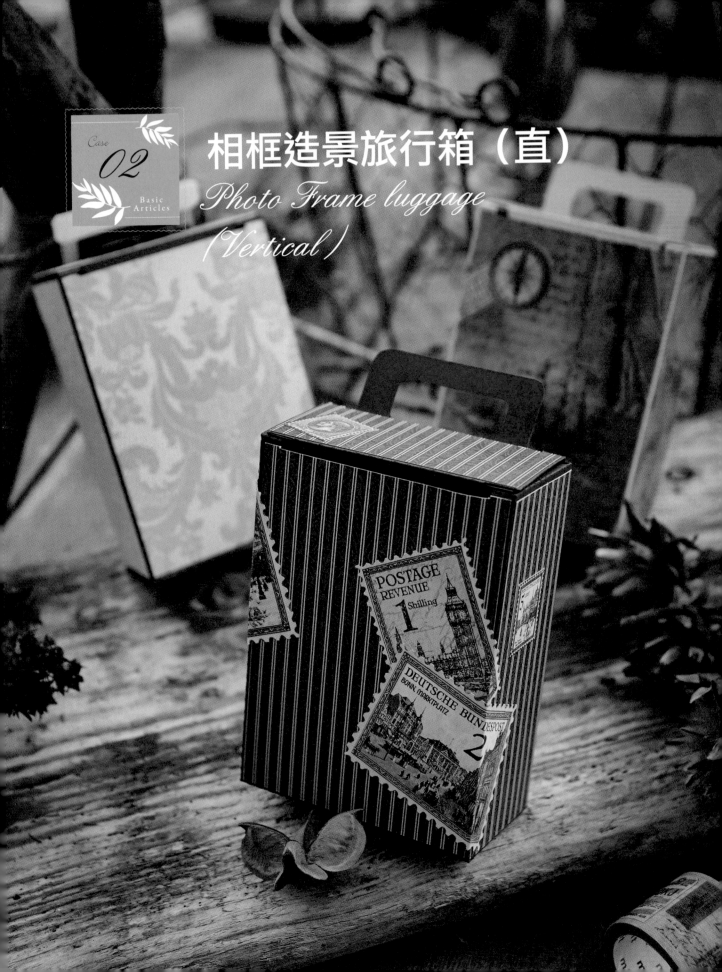

Case
02

Basic
Articles

相框造景旅行箱（直）
Photo Frame luggage
(Vertical)

「旅行這種事大多是相當累人的，不過有些知識是疲累之後才能親自學到的，有些喜悅是筋疲力盡後才能獲得的，這是我繼續旅行所得到的真理。」
—— 日本作家 村上春樹 (1949~)

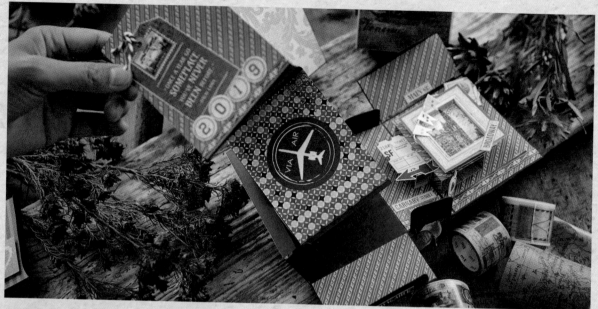

收合方式如左圖
（都不需要上膠）

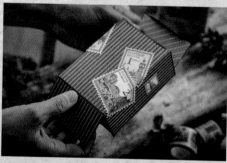

1 上蓋可以往上開

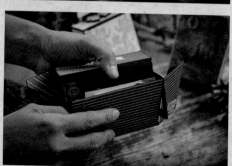

2 下方也可以往下打開

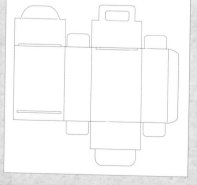

相框造景旅行箱（直）／紙型板模 P.159

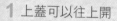

3 側邊可將整個盒子打開

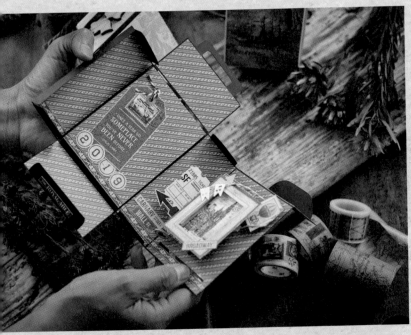

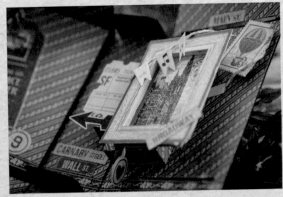

作法 *Practice*

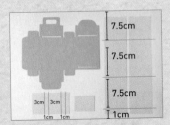

7.5cm
7.5cm
7.5cm
1cm
3cm 3cm
1cm 1cm

1 版型割下備用

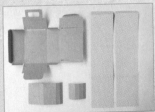

2 紙張都先依摺線摺好

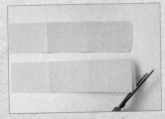

3 銜接處剪斜角

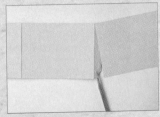

4 兩張銜接在一起

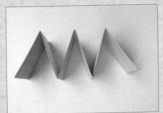

5 調整成波浪狀（正反正反摺）

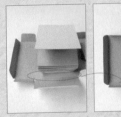

6 摺頁銜接處另一邊貼在右圖下方

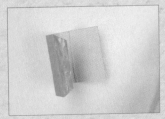

7 1cm 的邊剪斜角上膠

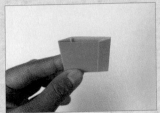

8 黏成四方

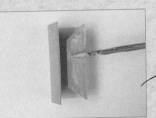

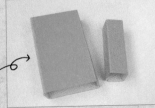

9 一大一小都是相同作法

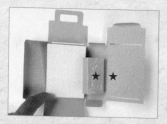

10 將方塊黏在底紙上

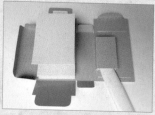

11 可用工具輔助壓緊

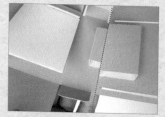

12 方塊要相黏，且須對齊摺線

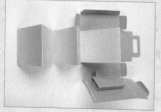

13 基底完成如圖

Finishing!
成品圖

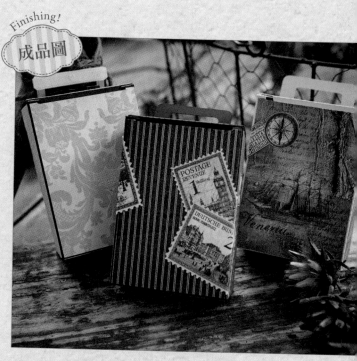

Finishing!
成品圖

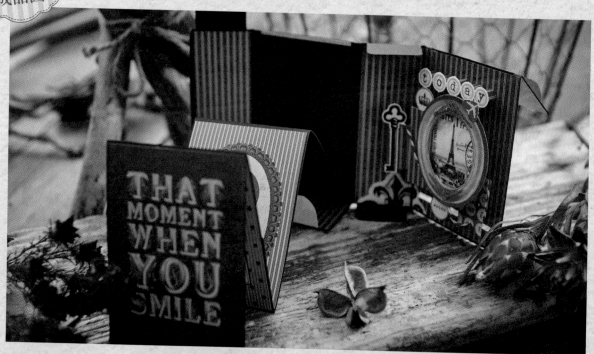

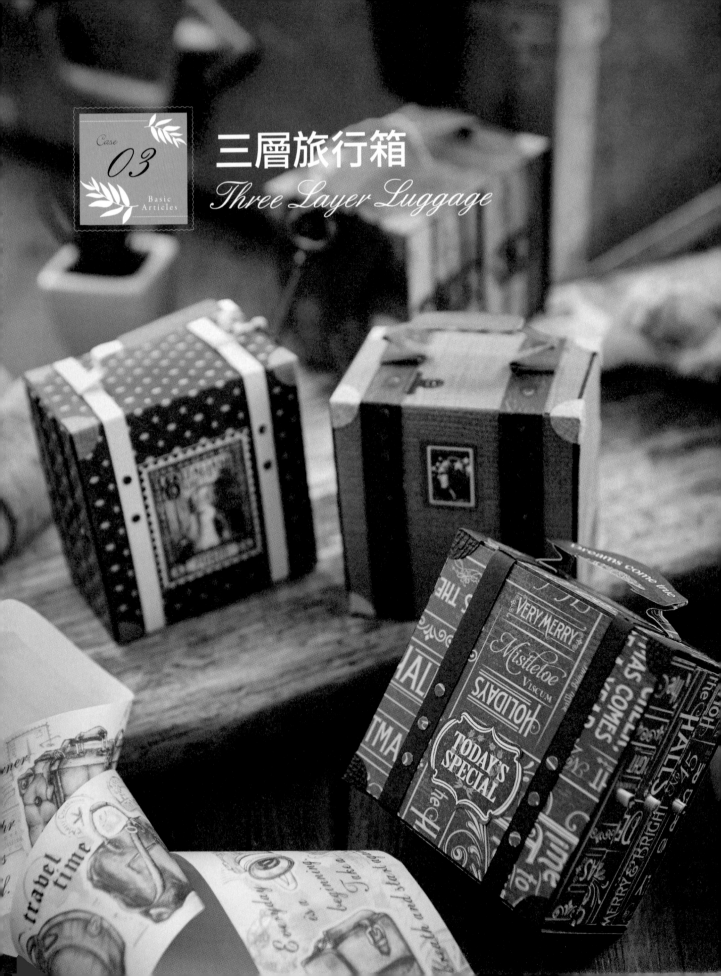

Case
03

Basic
Articles

三層旅行箱
Three Layer Luggage

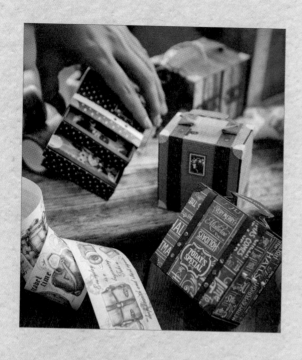

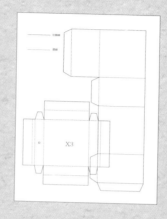

三層旅行箱／紙型板模 P.160

作法 *Practice*

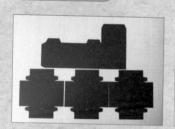

1 基底版型切割預備

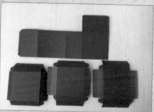

2 全部先依摺線摺好

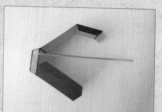

3 邊緣上白膠

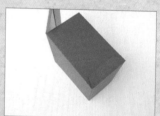

4 黏貼包附在外面

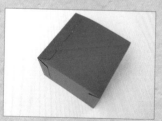

5 底盒完成

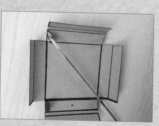

6 抽屜盒四邊上白膠黏貼

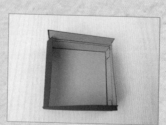

7 四邊下層先黏貼

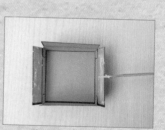

8 上層對稱上膠

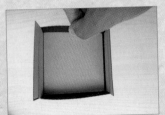 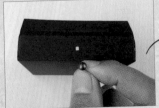 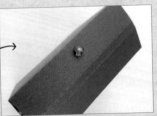

9 上往下黏貼包覆　　**10** 洞口穿入兩腳釘　　（穿入兩腳釘的外面及裡面狀）

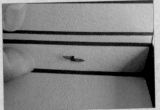 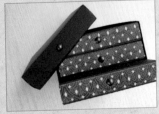 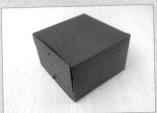 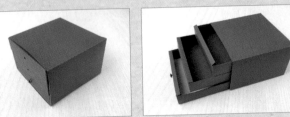

11 兩腳釘固定後再做包
覆　　**12** 三層抽屜盒完成

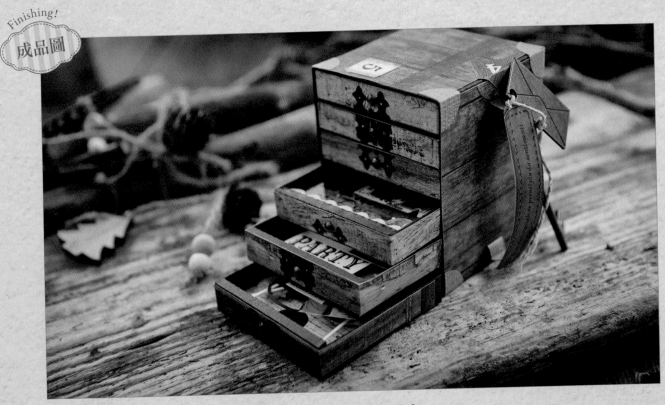

【三層抽屜盒也可以重複做，將 2 個疊在一起，形成六層抽屜盒】

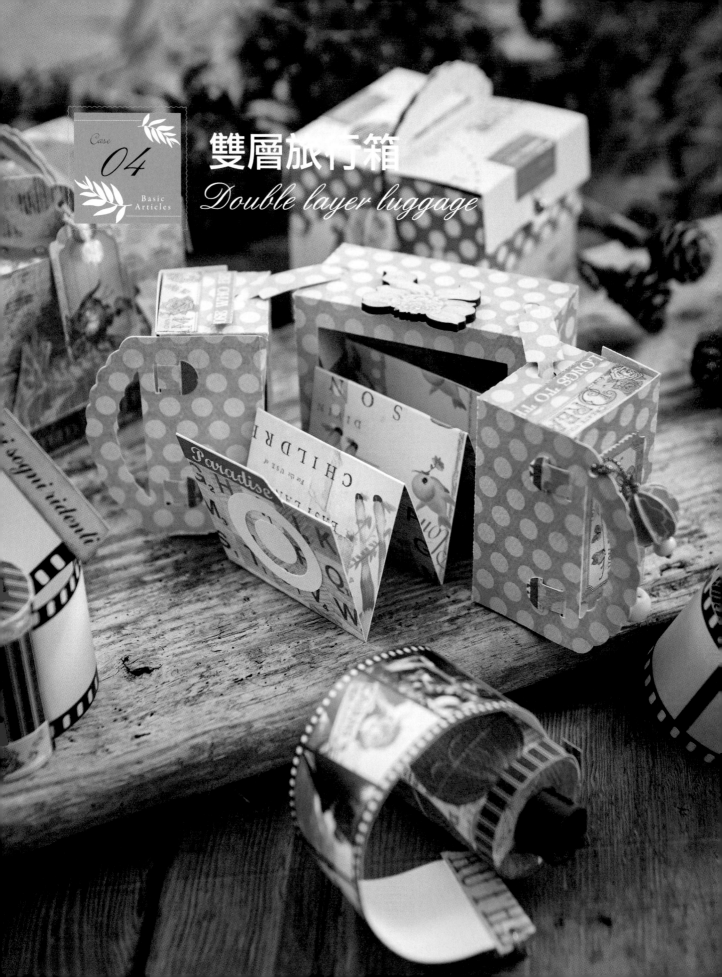

雙層旅行箱
Double layer luggage

"I met a lot of people in Europe. I even encountered myself."

「旅行幫助我在歐洲遇到各式各樣的人，甚至找回我自己。」

── 詹姆斯 · 鮑德溫 (小說家)

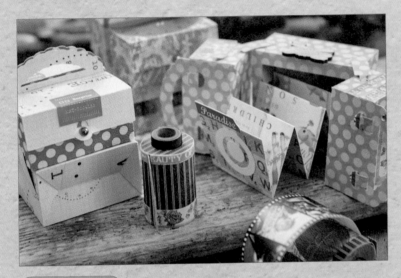

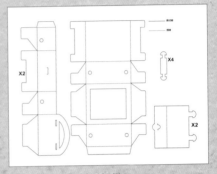

雙層旅行箱 ／紙型板模 P.161

作法 *Practice*

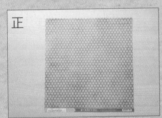

正

（ 選擇一張雙色美編紙 ）

反

1 基底版型切割完成

2 全部先依摺線摺好

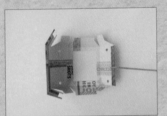

3 黏貼處塗上白膠

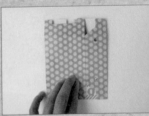

4 壓扁黏貼

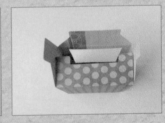

5 側邊凹處向上摺

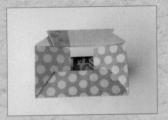

6 左右兩側向內摺

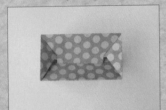

7 上往下推

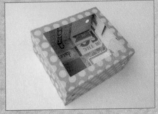

8 底盒完成

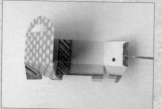 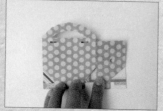 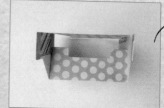 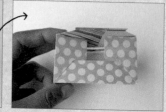

9 側邊黏貼處上膠

10 壓扁黏貼

11 左右兩側向內

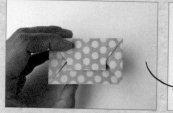 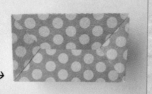 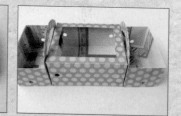

12 由上往下推完成底部

13 兩個提盒的製作方法相同

14 如圖中排列

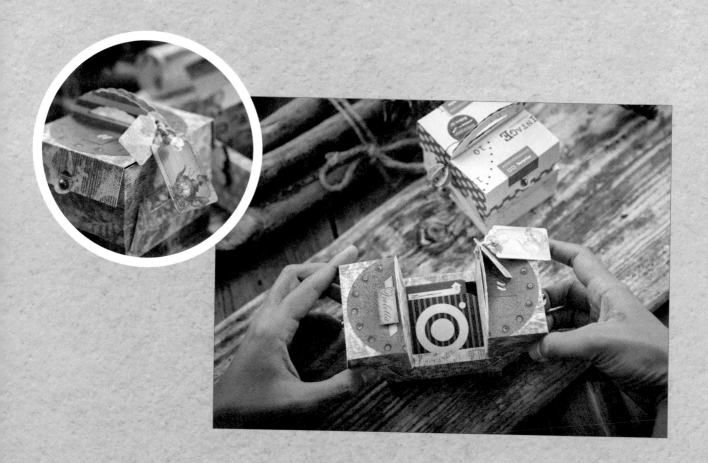

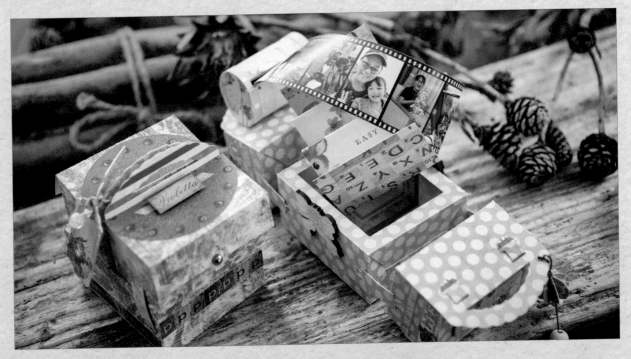

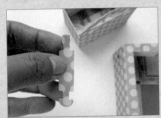

15 卡榫凸出向內摺

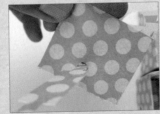

16 上下分別穿入洞口

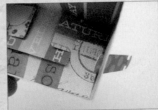

（穿入內部狀態如上圖）

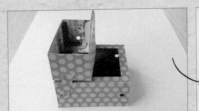

17 四邊作法相同

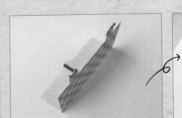

18 蓋子凸出處向內摺

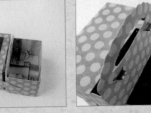

19 穿入盒子洞口

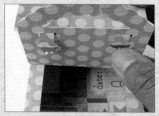
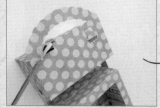
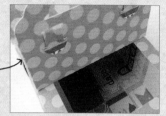

20 超出部分向下摺

21 超出部分塗上白膠，向下黏住

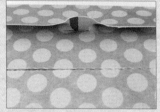
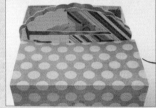
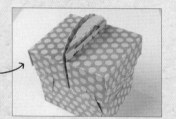

22 此處用扣的即可，
不要上膠

23 基底完成

Finishing!
成品圖

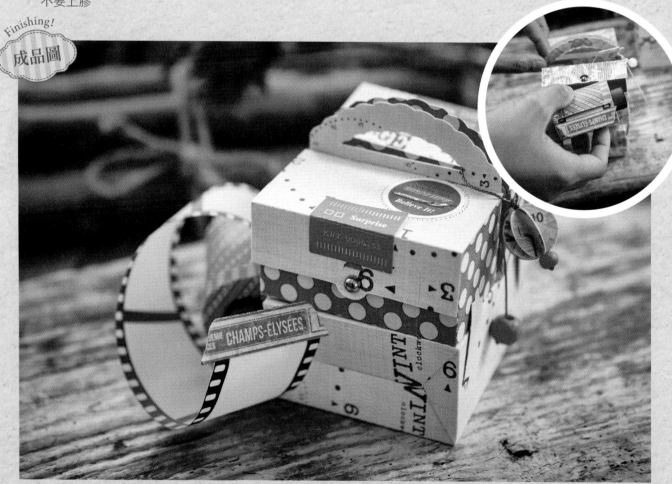

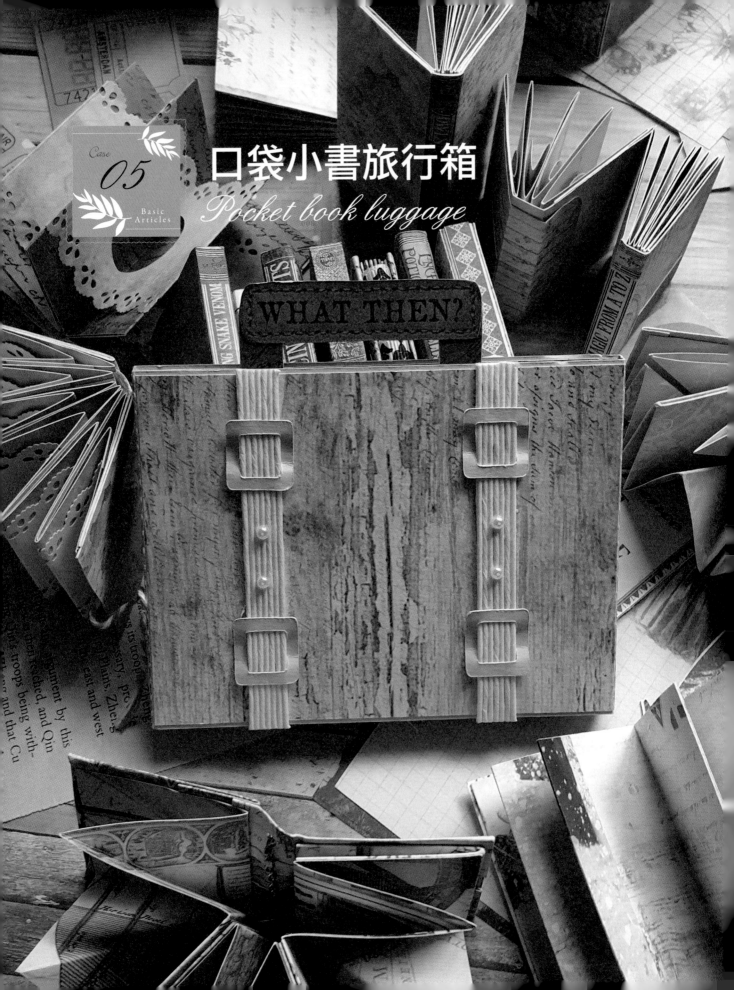

口袋小書旅行箱
Pocket book luggage

WHAT THEN?

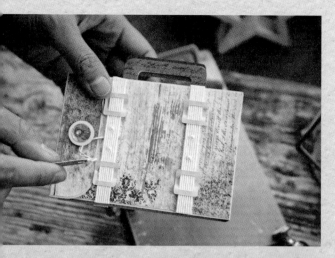

像書本一樣的設計，可以黏貼許
多照片，再用繩子繫上，就像是
一個迷你筆記本般的旅行箱。

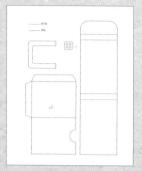

口袋小書旅行箱　／紙型板模 P.163

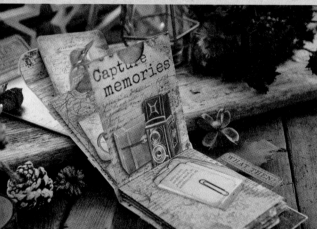

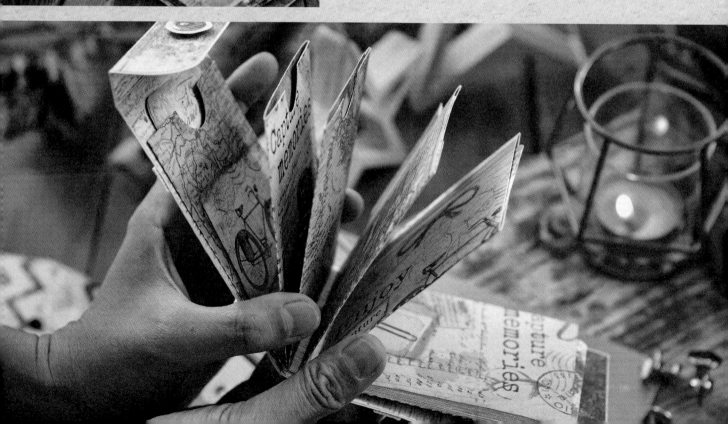

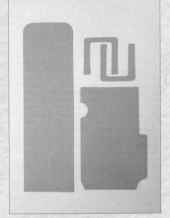

1 基底版型切割完成

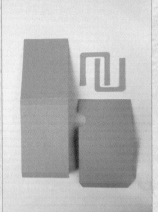

2 全部先依摺線摺好

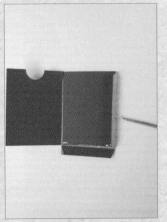

3 右邊黏貼處塗上白膠

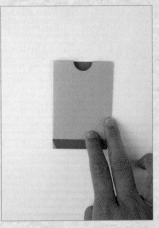

4 完成數個口袋

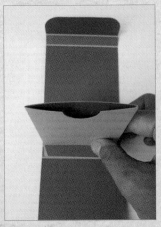

5 口袋底部上膠

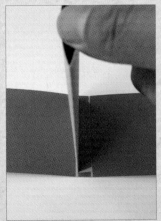

6 黏至小書封面內部中間

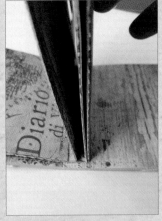

7 可換美編紙黏貼數個口袋

Finishing!
成品圖

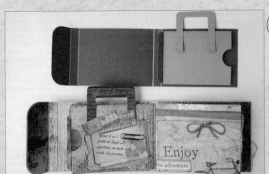

8 任何一頁黏貼手把，口袋小書行李箱完成

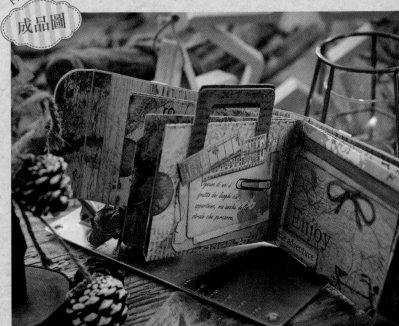

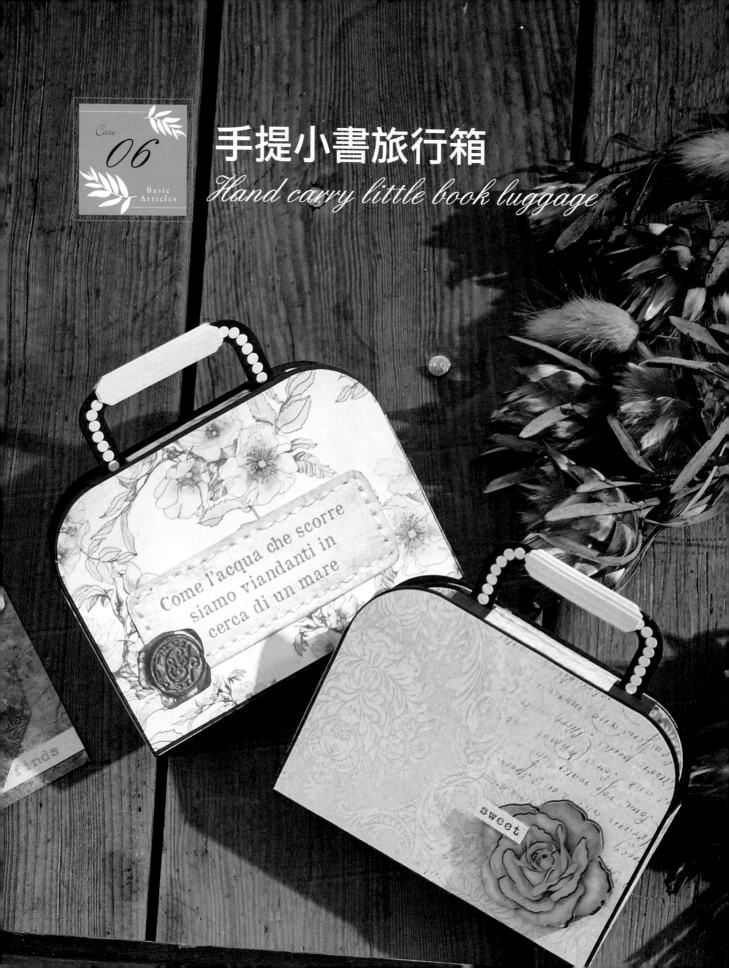

Case
06
Basic
Articles

手提小書旅行箱
Hand carry little book luggage

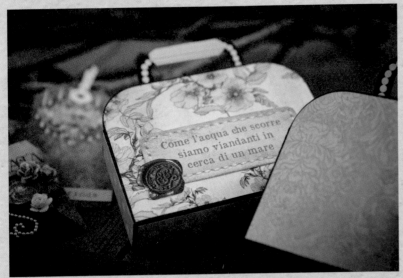

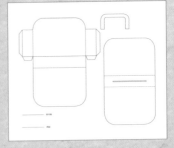

手提小書旅行箱 ／紙型板模 P.164

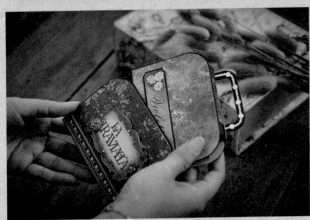

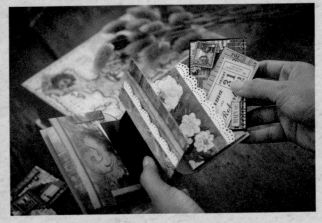

作法 Practice

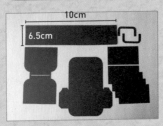

1 基底版型切割完成

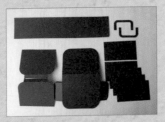

2 全部先依摺線摺好

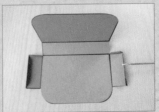

3 邊邊塗上白膠黏貼

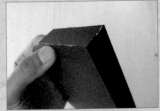

4 黏貼好並持續壓著幾秒鐘等白膠乾

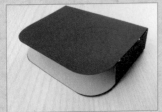

5 基底外盒完成

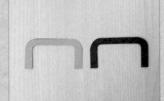

6 準備兩個提把

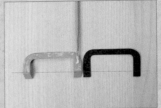

7 上半處塗白膠黏貼

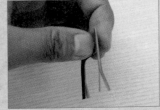

8 下方大約摺 1cm

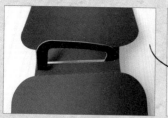 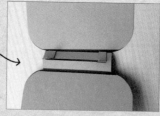 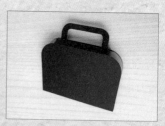

9 穿入書背　　　　　　　　　　　　　　**10** 凸出處上白膠黏貼　　**11** 小書封面完成

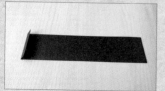 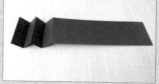 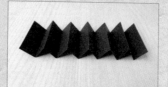 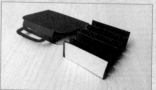

（取一張紙尺寸：6.5cm×30cm）　**12** 正反正反摺（每格2.5cm）　**13** 形成波浪狀　　**14** 頭尾貼上雙面膠

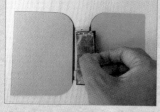 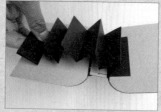 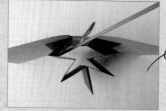

15 雙面膠的邊邊用白膠補強　**16** 黏貼封面內側左右　**17** 左右摺線內部上膠相黏

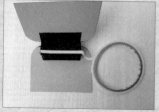 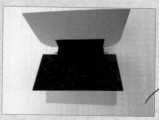 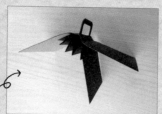 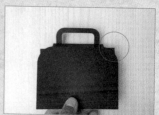

18 將做好的內頁上雙面膠　**19** 一頁一頁黏起來　　　　　　　　　　　　**註** 內頁不要黏太過裡面，導致左右凸出

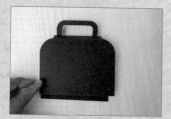 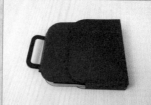

20 提把小書完成

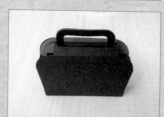

Finishing! **成品圖**

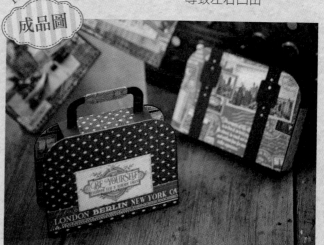

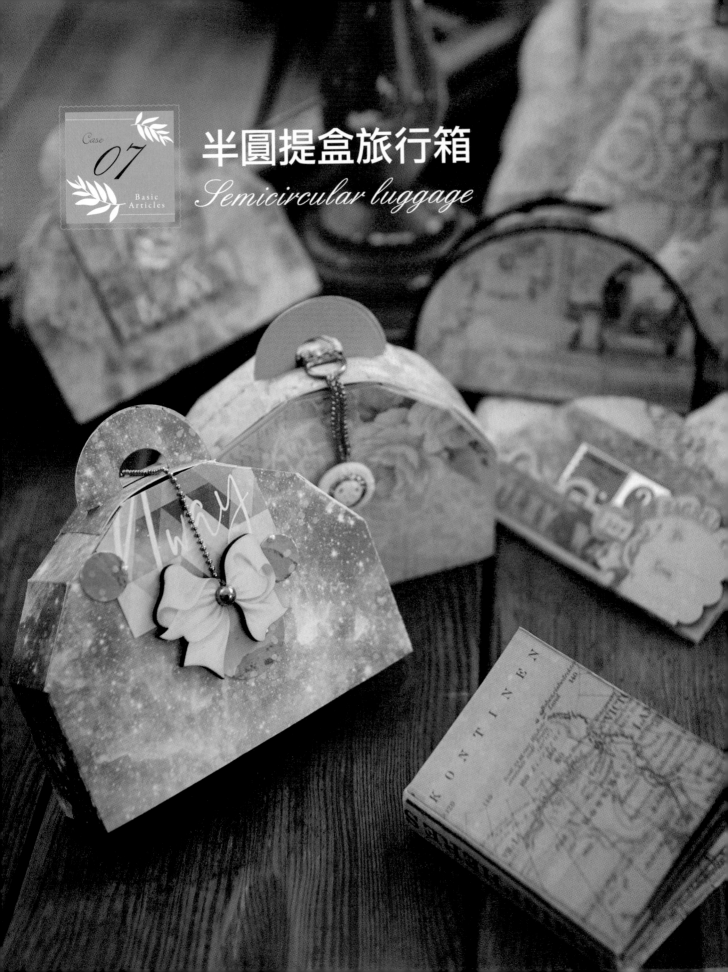

Case
07

Basic
Articles

半圓提盒旅行箱
Semicircular luggage

"For my part, I travel not to go anywhere, but to go. I travel for travel's sake. The great affair is to move."

「對我而言，旅行的重點不在於到過多少風景名勝，而是在出發。我是為旅行而旅行，前進就是最棒的事。」 —— 蘇格蘭詩人、小說家、旅遊作家 羅伯特・路易士・史蒂文森 (Robert Louis Stevenson, 1850~1894)

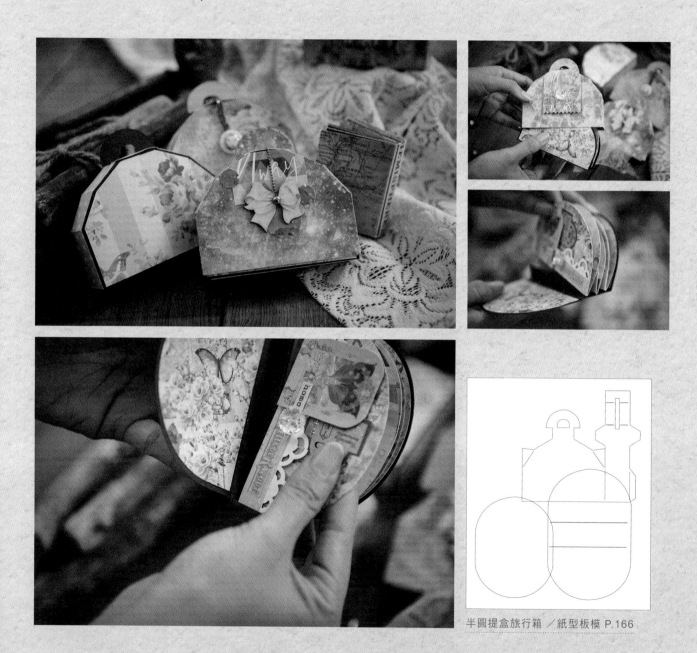

半圓提盒旅行箱／紙型板模 P.166

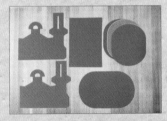

1 基底版型切割完成

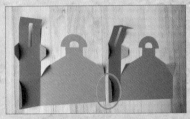

2 此 2 片摺好後銜接一起

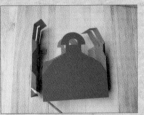

3 另一邊也塗上白膠黏起來（如上圖）

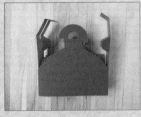

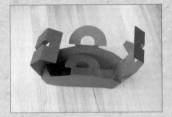

4 提把先下摺

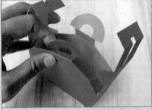

5 半圓向上摺（兩邊提把作法一樣）

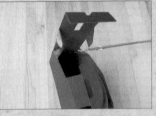

6 一邊上膠先黏起來（洞口穿入半圓）

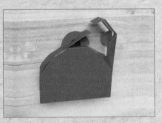

7 另一邊黏貼合上

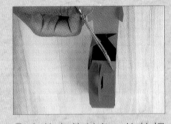

8 盒蓋處剪斜角，比較好黏貼

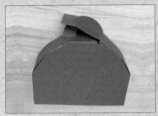

9 洞口穿入半圓

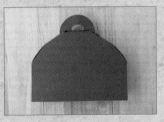

10 小提盒盒蓋完成

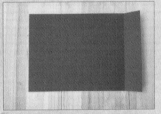

11 此張為 14cm × 9.5cm（左右留 2cm、中間每格 1cm）

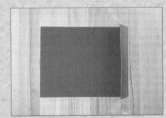

12 從右邊先向上摺

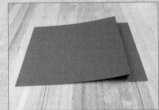

13 下一條向下摺

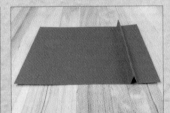

14 如圖摺成小山

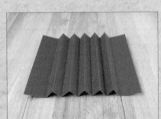

15 摺出 5 個小山丘

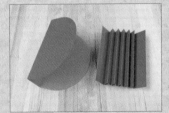

16 左邊依摺線摺好

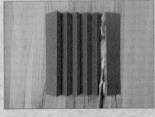

17 翻面凹處上白膠相黏

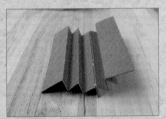

18 如圖將第 1、3、5 格相黏

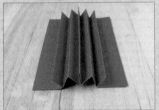

19 摺頁正面如上圖

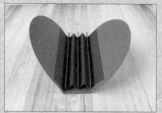

20 左右 2 邊上膠與橢圓紙型相黏起來

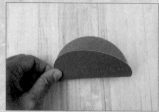

21 將小的橢圓對摺

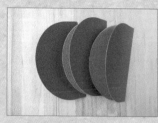

22 先摺好 3 ～ 6 張

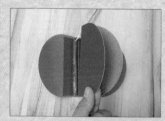

23 凸起一邊上膠黏上摺頁

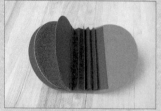

24 一頁一頁間隔黏貼

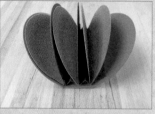

25 半圓摺頁間隔黏貼，也可以每個凸起都黏貼

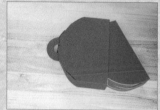

26 小書從盒底放入

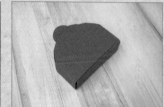

27 基底完成

Finishing!
成品圖

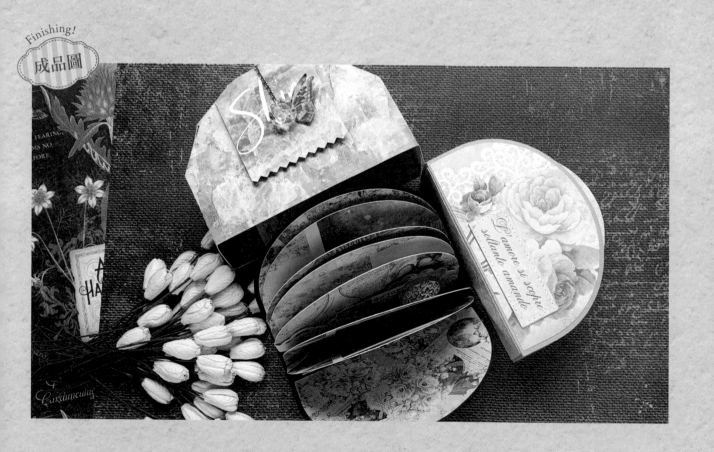

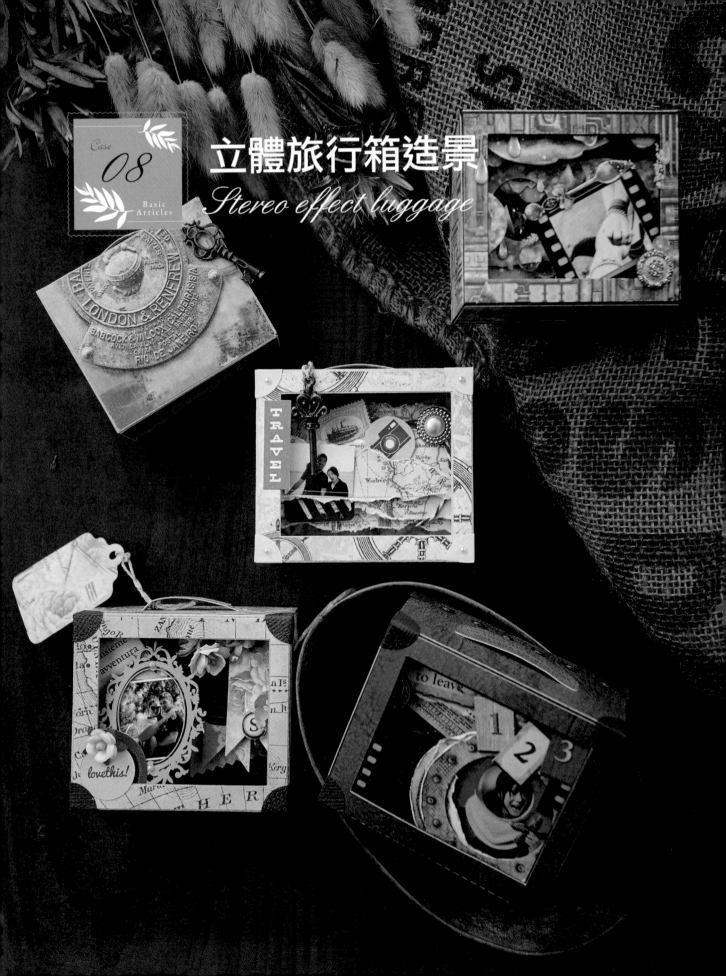

立體旅行箱造景
Stereo effect luggage

"One's destination is never a place, but a new way of seeing things."

「旅人的目的地並不是一個地點，而是看待事物的新方式。」

──美國小說家 亨利‧米勒 (Henry Miller, 1891~1980)

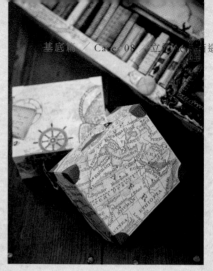

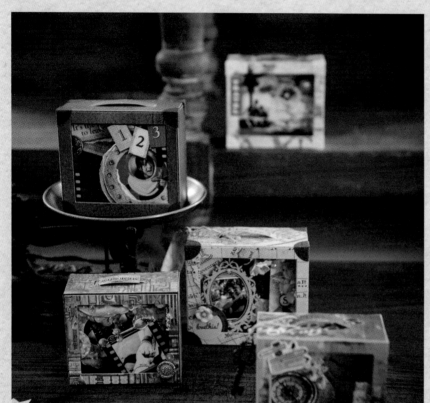

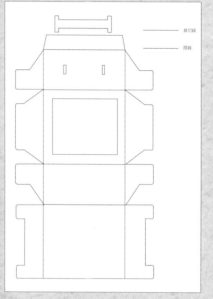

立體旅行箱造景／紙型板模 P.168

作法 *Practice*

1 基底版型切割完成

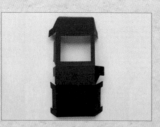

2 全部先依摺線摺好，可使用工具按壓，成品會更好看

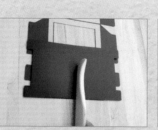

3 將提把穿入洞口

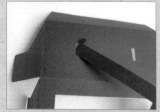

4 兩頭的 T 字，先凹摺一邊穿入

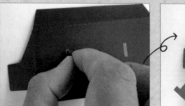

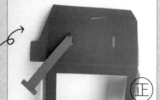

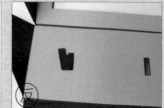

（凹摺穿入正反面如上圖）

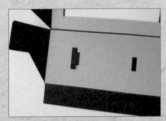
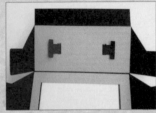
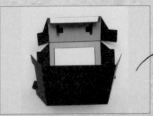
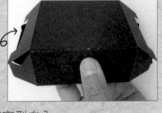

5 翻到後面將 T 字摺痕處攤平　　**6** 左右兩邊作法相同　　**7** 盒子上下先黏貼，側邊凹字型向內

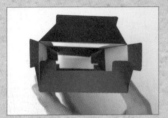
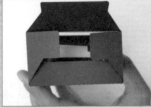
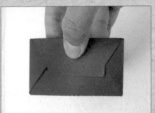
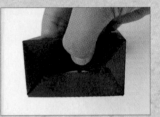

8 側邊凹字型向內摺　　**9** 左右兩邊往內摺　　**10** 上方向下摺　　**11** 由上往下上向洞口內推

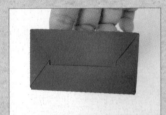
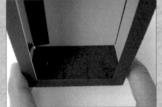
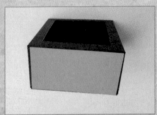
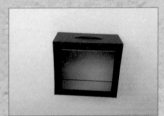

12 卡住即可（外部狀態）　　（內部狀態）　　**13** 之後可再貼上色紙　　**14** 基底盒完成

Finishing!
成品圖

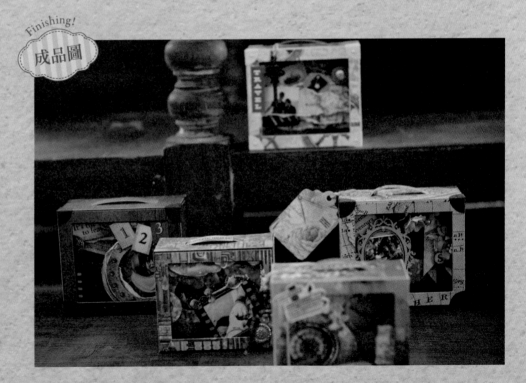

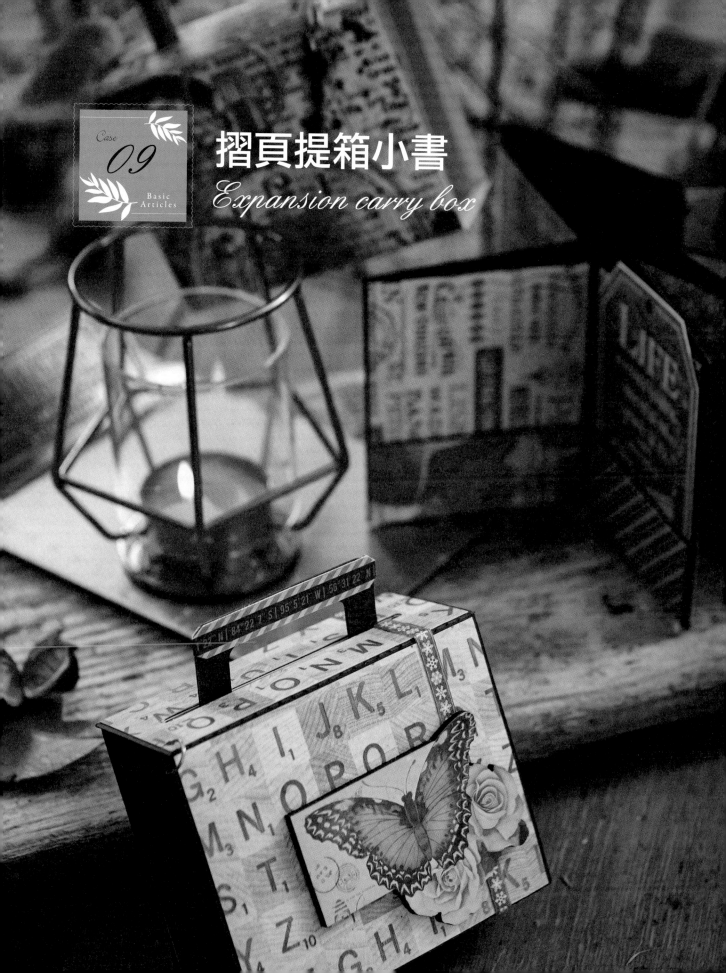

摺頁提箱小書
Expansion carry box

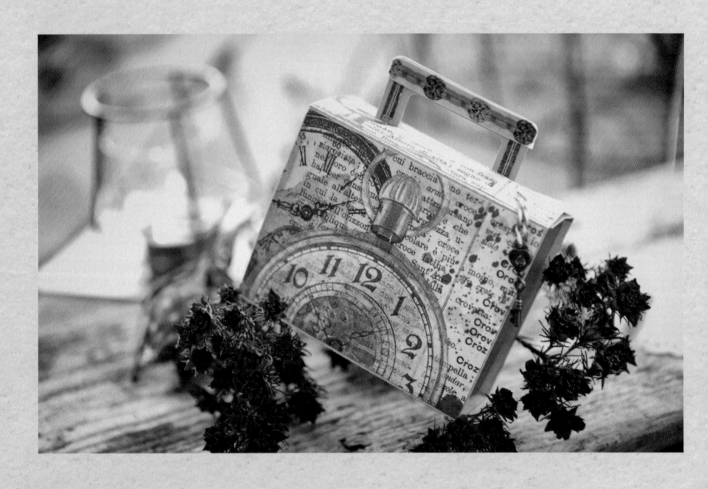

摺頁提箱小書／紙型板模 P.169

1 複印版型後裁剪下來
（另剪 10cm X 25cm 2 張）

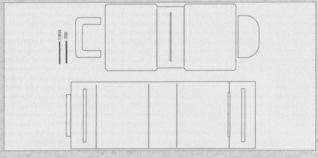

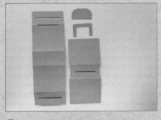

2 先將提箱外版型依摺線
摺好備用

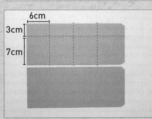

3 這 2 張跟著上圖長度畫
摺線

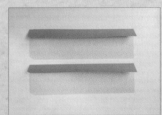

4 先摺短邊後攤開

5 再依步驟 3 綠色虛線做
一正一反摺

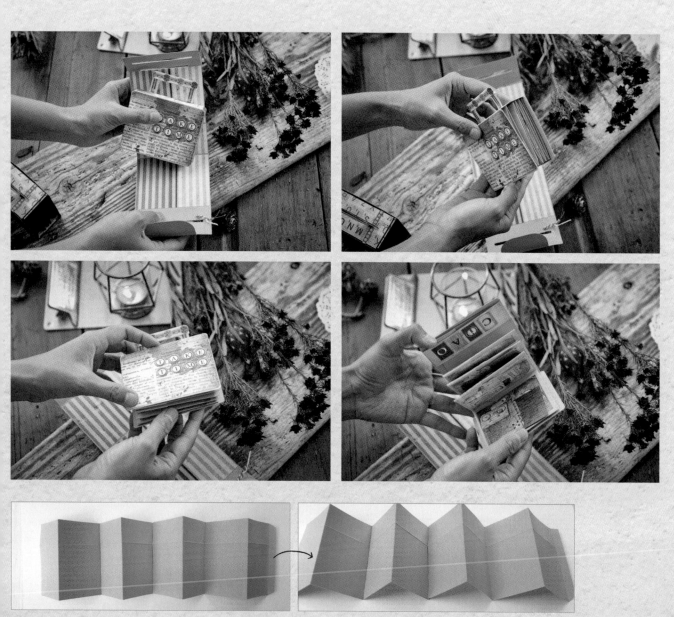

6 兩張用白膠黏貼相接成一長條

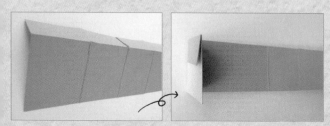

7 短邊整個向下摺

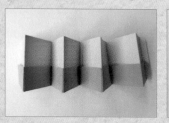

8 調整摺成波浪狀（內部摺頁完成）

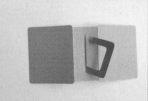

9 ㄇ字型提把穿入洞口

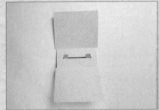
10 從裡面看凸出約 1cm

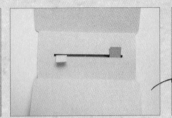
11 左右正反摺並黏貼住

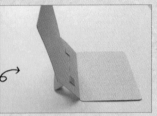

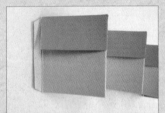
13 翻面後修剪此短邊

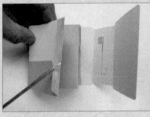
14 摺頁短邊上膠

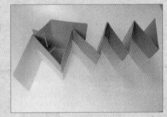
15 黏在提箱封面其中一邊

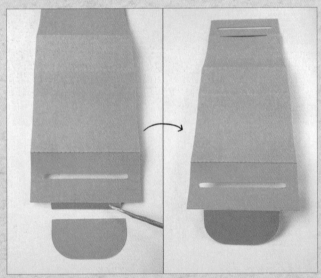
16 此短邊上膠和半圓黏貼

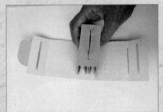
17 將小書放在中間

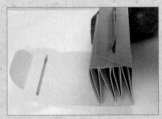
18 右邊先穿過提把

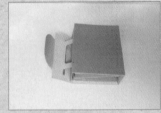
19 提把再穿過左邊洞口

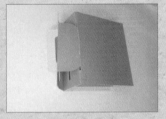
20 半圓再穿入洞口（扣上）

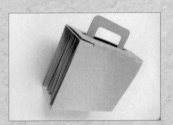
21 基底完成

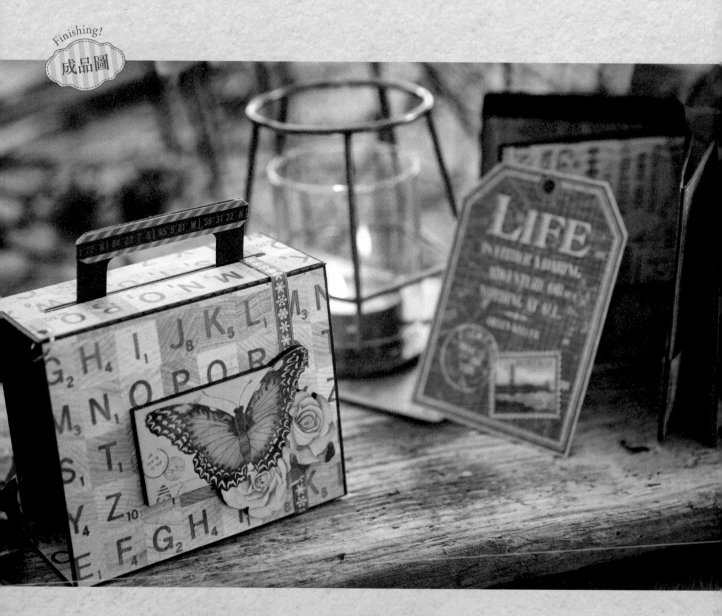

Finishing!
成品圖

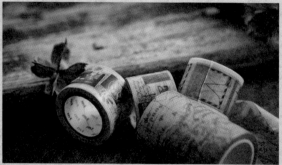

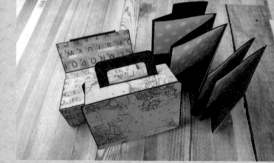

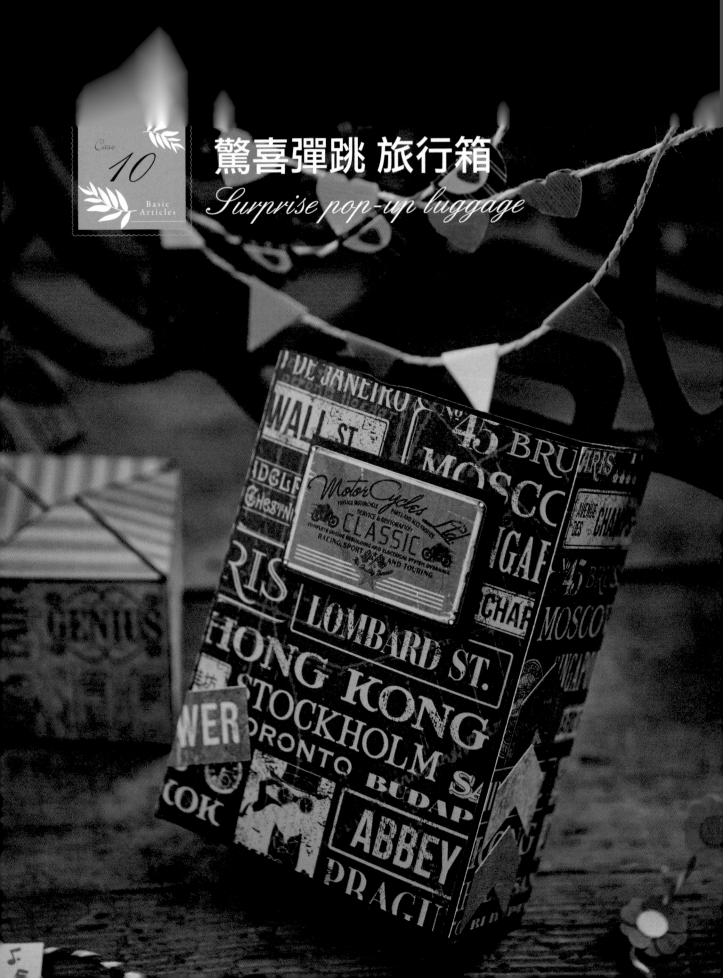

驚喜彈跳 旅行箱
Surprise pop-up luggage

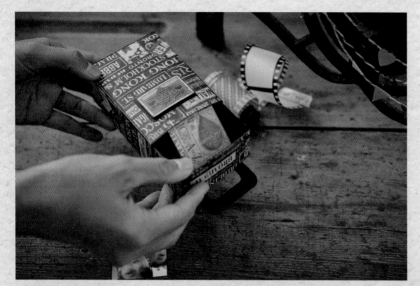

在旅行箱裡放入彈跳方塊，當你拉開抽屜時就會彈跳出來，是不是非常另人驚喜呢？彈跳方塊製作很簡單，快來試試吧！

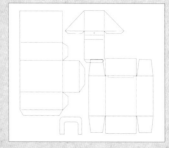

驚喜彈跳 旅行箱 ／紙型板模 P.171

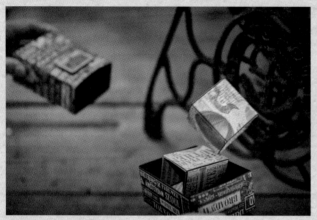

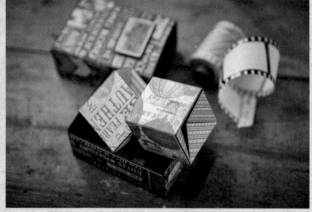

外盒製作

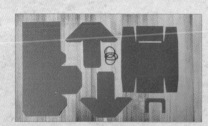

1 基底版型切割完成

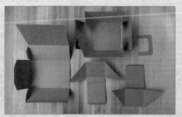

2 全部先依摺線摺好

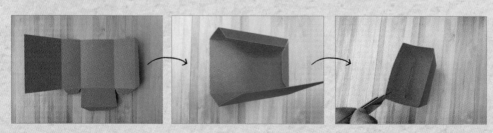

3 底部紙型摺好後，可以先上膠黏成盒子

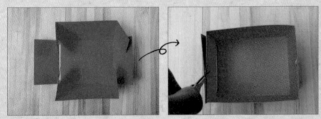 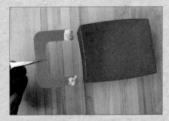 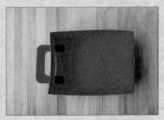

4 內盒抽屜依照版型黏貼成盒子狀

5 提把左右 2 邊約 1cm 處塗上白膠

6 反過來穿入洞口黏好

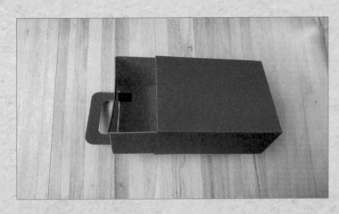

7 盒子基底完成

彈跳方塊製作

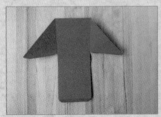 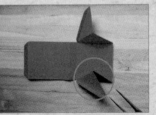 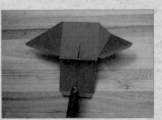

1 一組彈跳方塊需要 2 片這個版型

2 左右 2 邊三角形向上摺來

3 用錐子穿過中間圓圈

4 記得後面要黏住

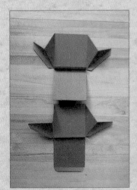 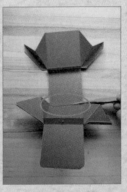 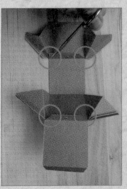 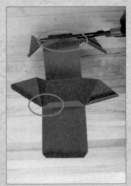

5 兩片作法相同

6 再用白膠黏貼銜接起來

7 凸出處修剪成梯形

8 凸出處剪開（一左一右）

9 橡皮筋從左右穿入

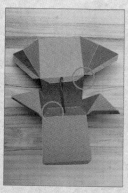

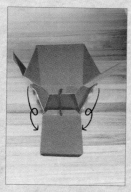

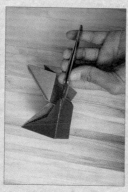

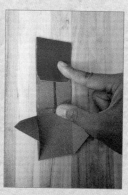

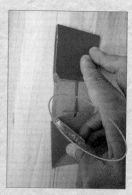

10 開口處用膠帶黏貼

11 左右先黏起來

12 可用鑷子夾住等白膠乾

13 另一邊黏貼時，可把剛黏好的壓平

14 圈起處上膠往上黏合

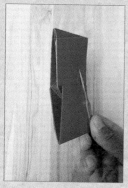

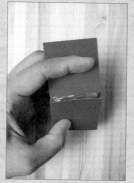

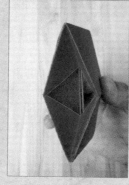

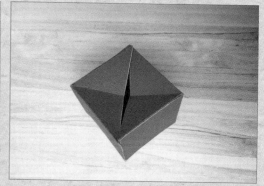

15 可先用鑷子夾住（待膠乾）

16 再將開口黏好

17 要等膠都乾了才可以放開

18 彈跳方塊完成（可做3～4個放抽屜）

Finishing!

成品圖

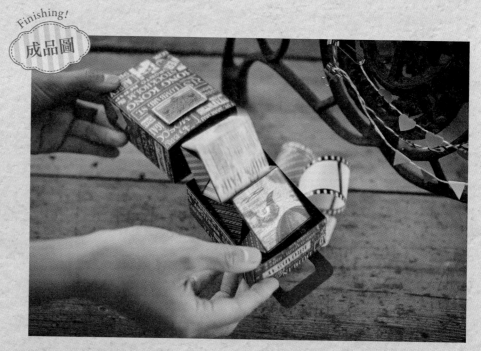

雙立體框旅行提箱

*Double stereo effect photo
frame luggage*

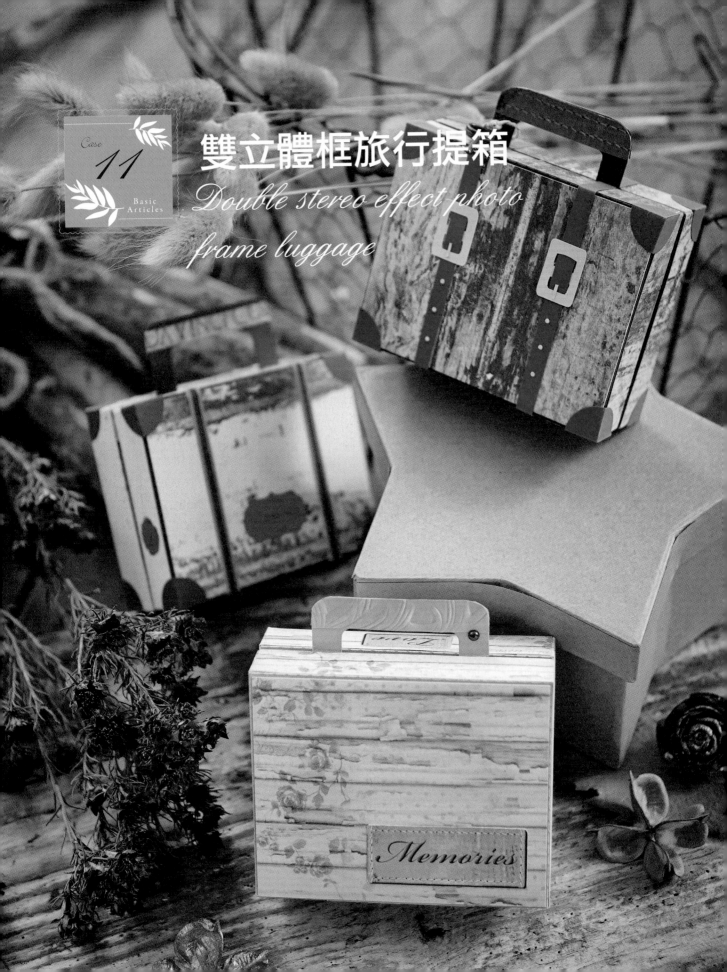

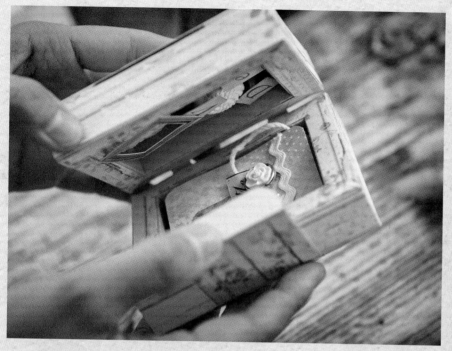

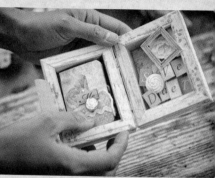

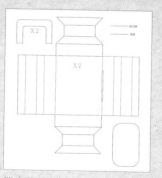

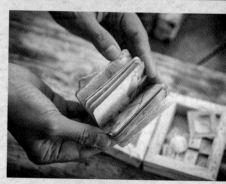

「旅行意味著改變，每一次都是新的開始。」── 希臘電影導演 安哲羅普洛斯 (Theodoros Angelopoulos,1935~)

雙立體框旅行箱 ／紙型板模 P.172

作法 *Practice*

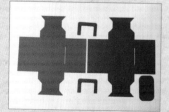

1 基底版型切割完成

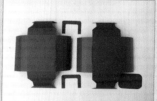

2 全部先依摺線摺好

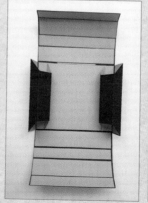

3 有斜角的兩邊先往內捲

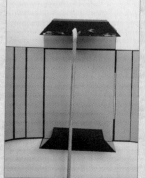

4 摺好後塗上白膠黏貼

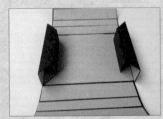 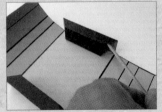 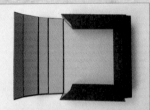 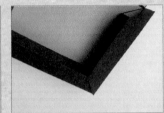

（完成如上圖狀態）　　5 斜邊內部上方上膠　　6 另兩邊往內捲黏貼　　7 形成垂直角

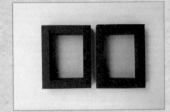 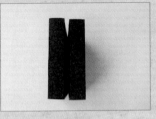 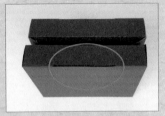

8 製作兩個相框　　9 兩個框面對面合在一起　　10 框的細縫都放在外側

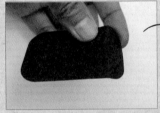  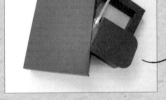 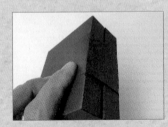

11 將圓角長方紙型一邊靠近弧度的地方摺線　　12 黏貼框的其中一邊

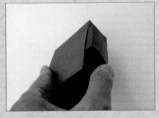

13 另一邊順著外框摺　　14 再穿入隙縫（注意這面不要黏貼，保持活動開口）

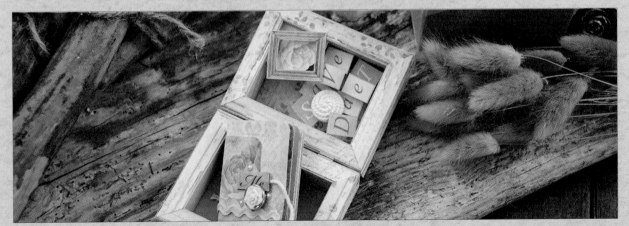

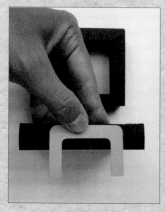
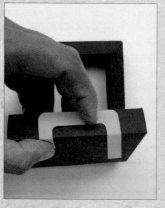
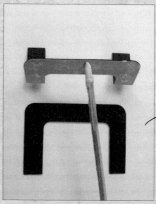
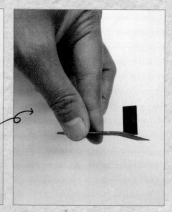

15 提把對齊框的側邊　　**16** 超出的向下摺　　**17** 兩個提把上方相黏

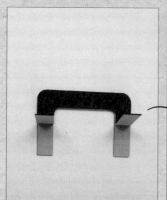
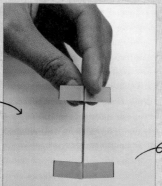
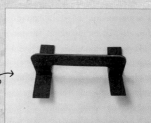

18 提把未黏部分摺好，如上圖所示

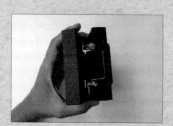

19 提把下方上膠

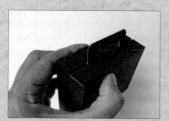

20 夾在相框中間

（黏起形成一個提箱）

Finishing!
成品圖

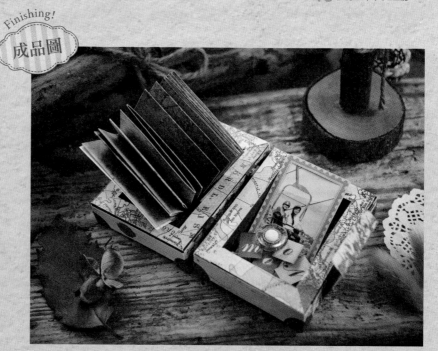

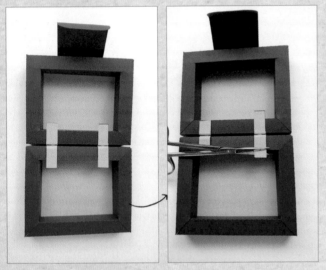
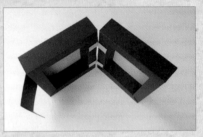

21 打開超出部分修剪整齊

22 基底完成

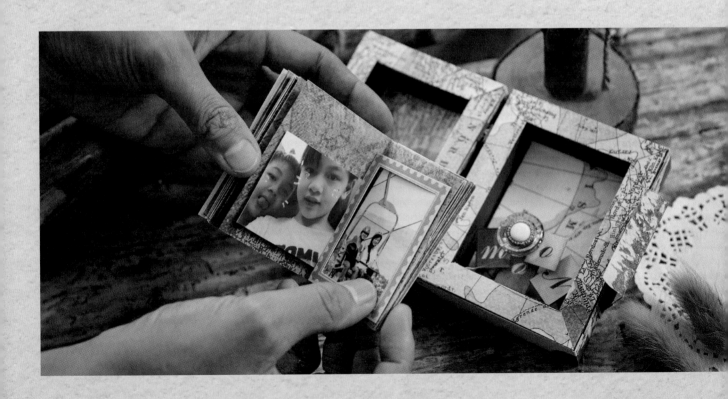

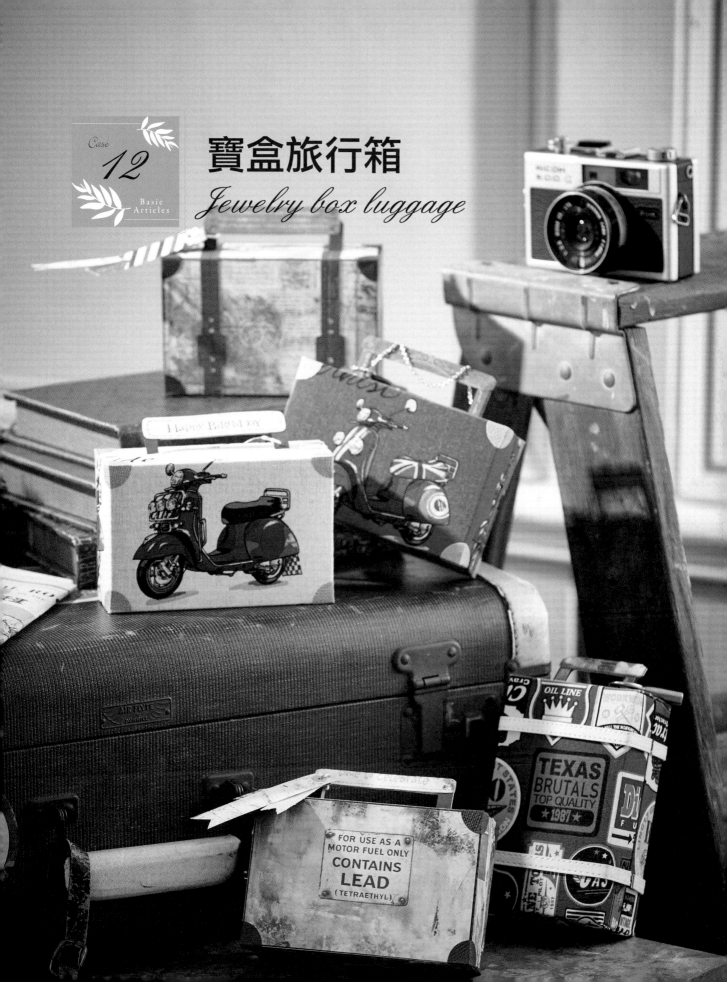

寶盒旅行箱
Jewelry box luggage

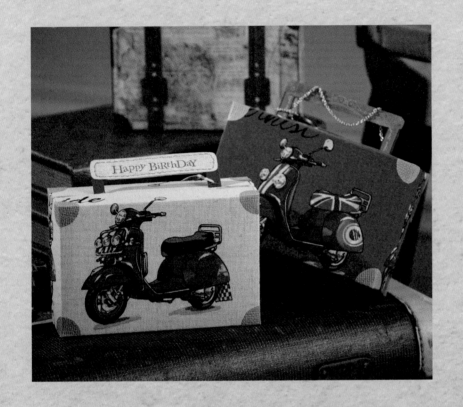

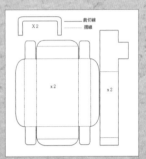

實盒旅行箱 ／紙型板模 P.173

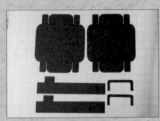

1 基底版型切割完成

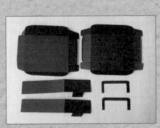

2 全部先依摺線摺好

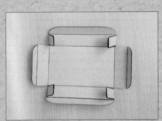

3 四個角先黏雙面膠

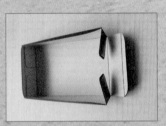

4 與相臨邊黏貼

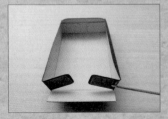

5 雙面膠未貼到的邊邊，
可以用白膠補強

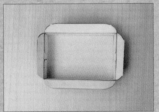

6 四邊貼上雙面膠

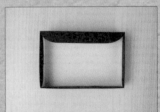

7 往下凹摺黏貼

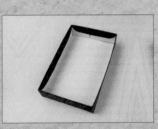

8 做兩個相同的盒子

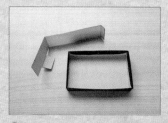
9 兩個長邊摺法與圖中相同

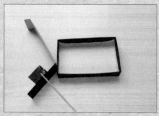
10 凸出處上膠

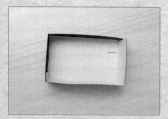
11 黏貼底盒

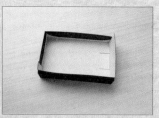
12 兩條對稱相黏

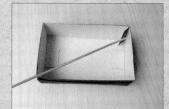
13 邊邊上膠銜接

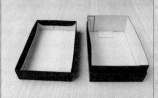
14 兩個盒子只需要做一邊內裡

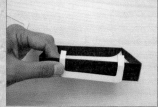
15 測量提把與盒蓋側邊長度，多出的部分下摺

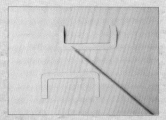
16 提把上半部上膠相黏

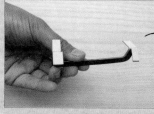
17 提把下半部的一邊上膠

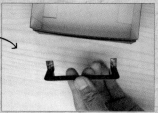

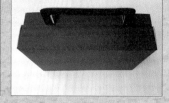
18 往內勾住內裡與底盒中間的縫隙黏牢

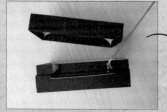
19 另一邊上膠把盒蓋蓋上

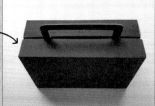

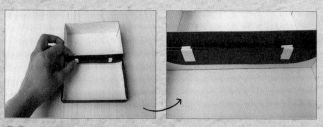
20 打開將銜接處壓緊

Finishing!
成品圖

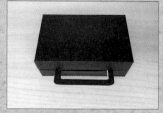
21 提盒基底完成

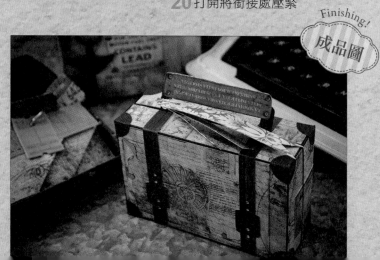

機關鎖旅行箱

Organ lock luggage

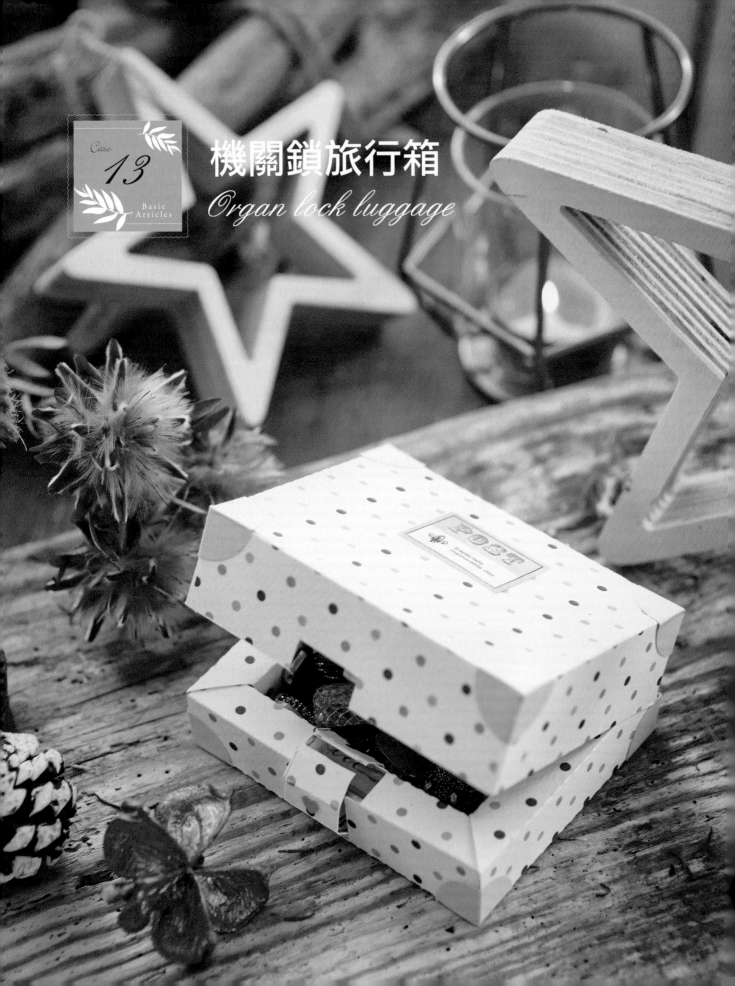

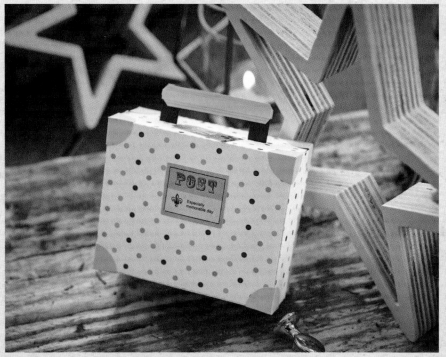

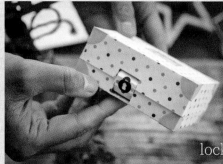

lock

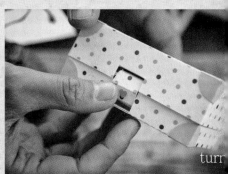

turr

「世界是本書，不從旅行獲
得充足，而是為了心靈獲得
休息。」── 羅馬共和國演說
家、政治家 西塞羅 (Marcus
Tullius Cicero)

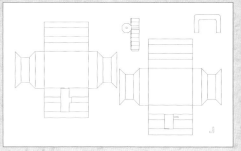

機關鎖旅行箱／紙型板模 P.174

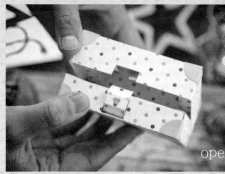

ope

作法 *Practice*

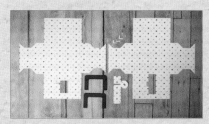

1 基底版型切割完成

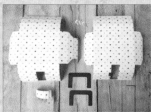

2 全部先依摺線摺好

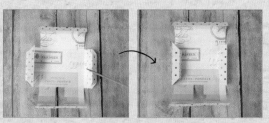

3 左右兩邊往內捲，塗上白膠黏起來

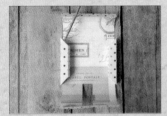

4 斜角內部上方上膠

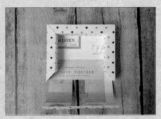

5 上方捲曲往內貼

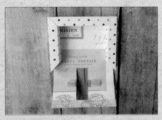

6 左右2邊貼上兩層泡棉膠

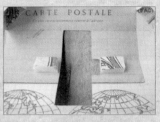

7 泡棉膠上隨意貼上紙片（去除黏度）

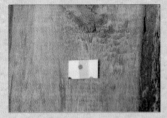

8 剪兩段 1cm × 1.5cm 紙條（摺成3等份）

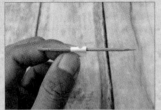

9 中間段繞過牙籤（形成拱型）

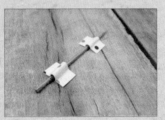

10 二者作法如上圖

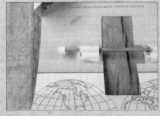

11 拱形兩邊上膠黏貼在泡棉膠上

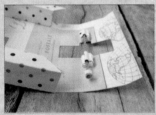

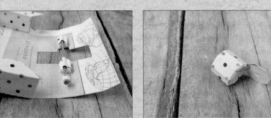

12 牙籤穿過去能轉動，才是正確的

13 兩張細紙條約 0.3CM 寬，捲成一個小輪軸

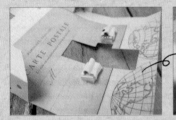

14 上膠後穿入牙籤

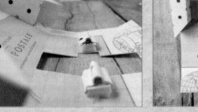

15 接下來製作鎖頭，左右先相黏

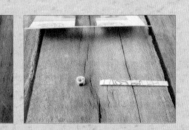

16 再將蓋子黏上

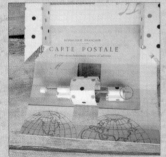

17 鎖頭穿入中央，另一頭再將小輪軸黏上

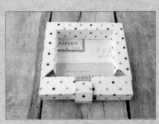

18 由下往上包覆

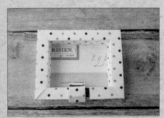

19 底蓋完成（備用）

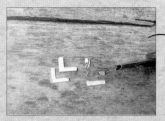

20 準備「2 個 LL 型」和「2 個一字型」

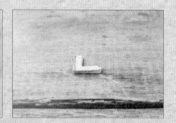

21 全部重疊黏起來，2 個 L 在兩側

22 目的是將卡榫加厚

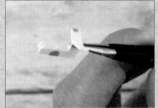

23 卡榫上方向外摺

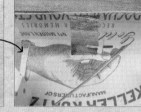

24 下方上膠後黏入盒內

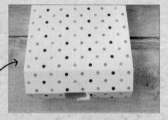

（此盒是上蓋）

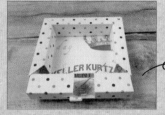

25 盒子由下往上捲黏起來

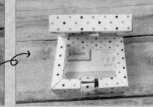

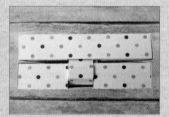

26 測試卡榫與輪軸是否相合

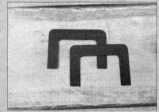

27 提把放在盒子側邊測量

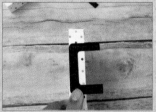

28 超出的向下摺

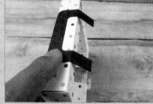

29 二者相黏

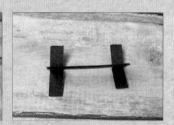

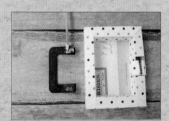

30 提把外側上膠

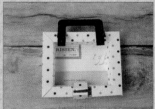

31 黏在一邊盒子上

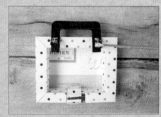

32 另一邊上膠

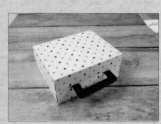

33 將盒子黏上

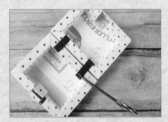

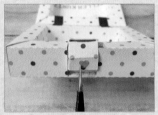

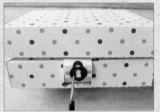

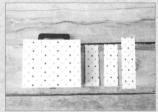

34 打開內部超出的部分剪掉

35 輪軸開口朝上，正前方貼愛心做記號（也可以替換別的圖案）

36 滾輪滾動後在另一邊貼鎖匙圖案

37 剪 2.5cm 寬的紙條 3 段

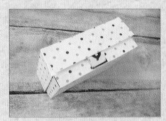

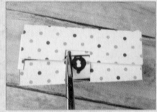

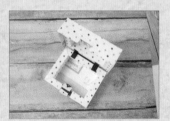

38 黏在蓋子 3 邊側面

39 遮住鎖匙的地方需要裁剪

40 黏貼後完成

Finishing!
成品圖

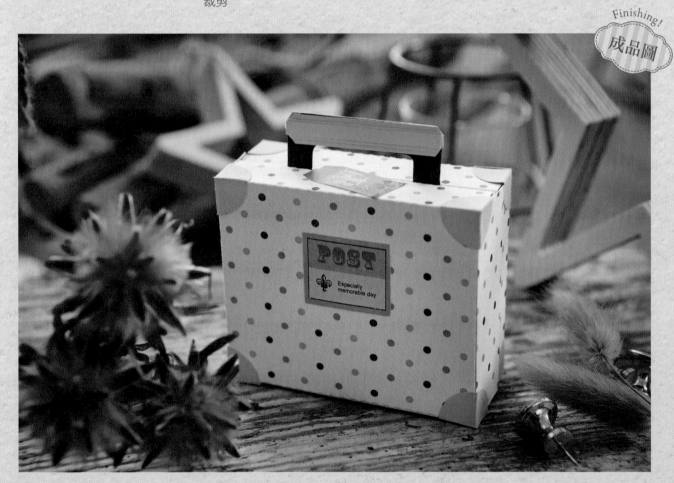

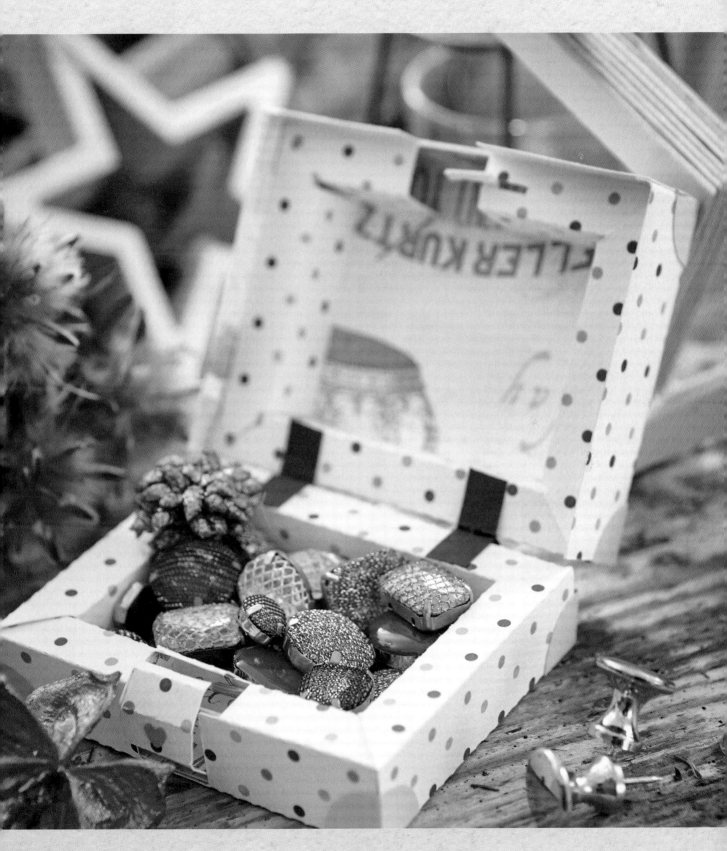

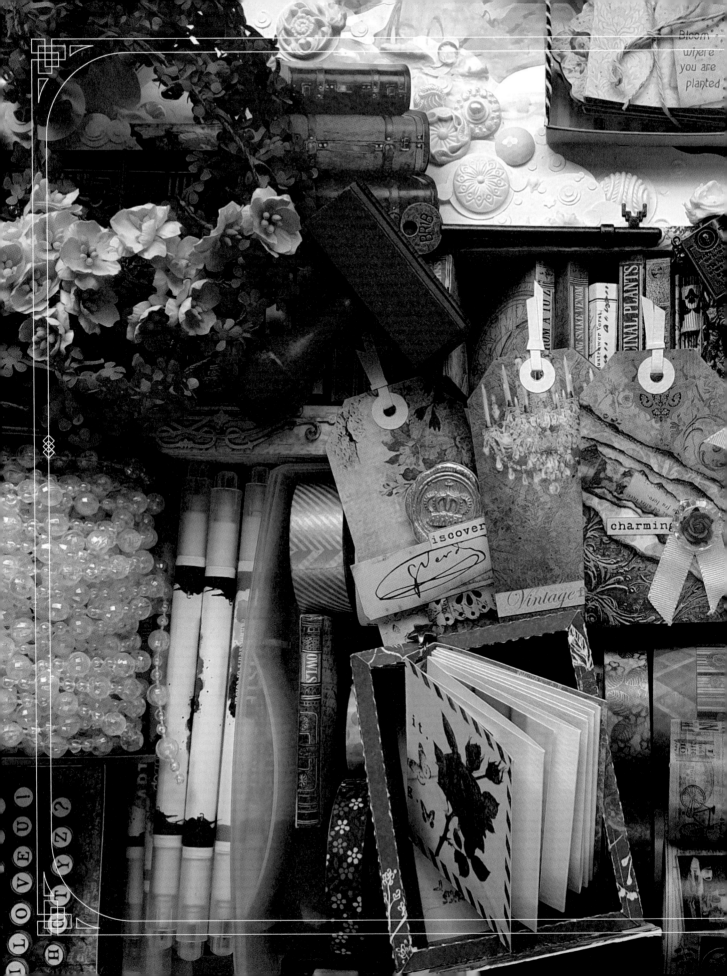

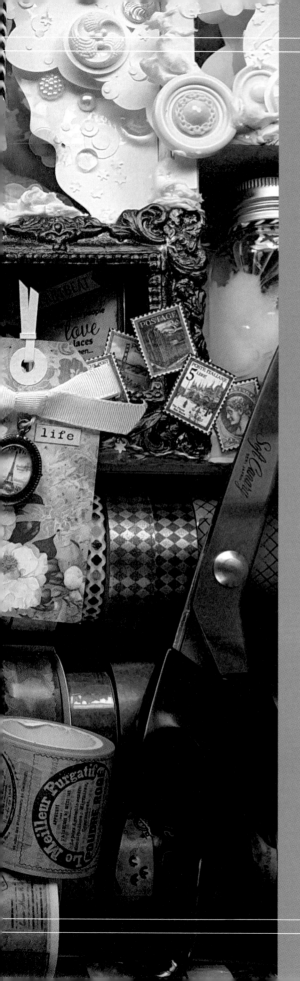

Part 2
技法篇

TECHNIQUES
ARTICLES

這裡要來教大家一些小配件的作法！

旅行箱裡可以替換各種你想放入的配件，

可以是小書、小標牌、小相框等等。

熟悉各種配件作法後，

即可以做出專屬於你的獨一無二旅行箱！

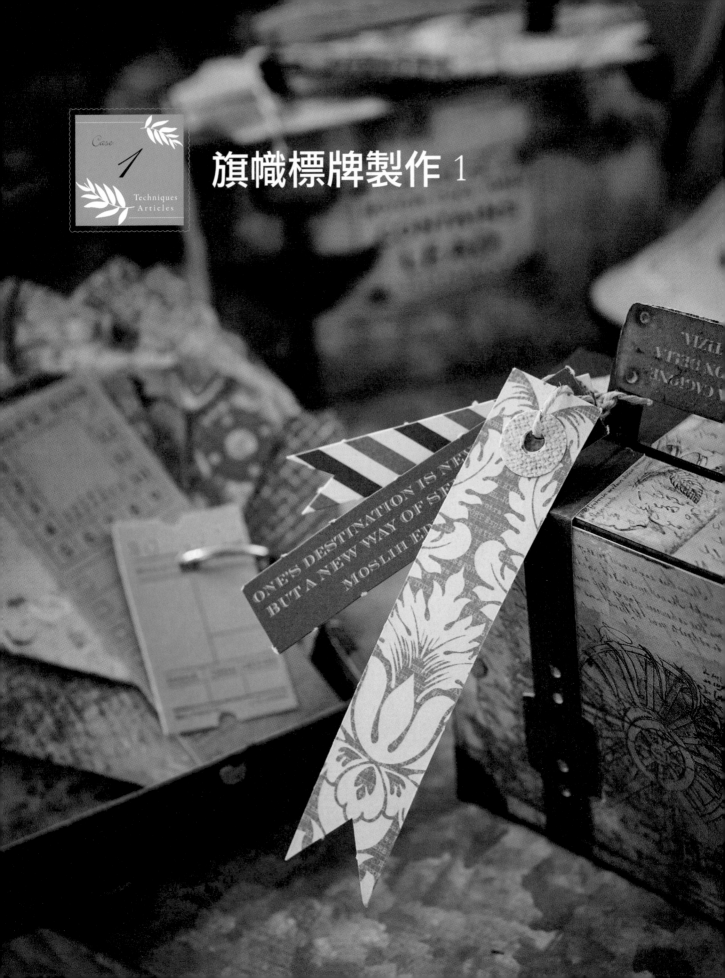

Case
1

Techniques
Articles

旗幟標牌製作 1

作法 *Practice*

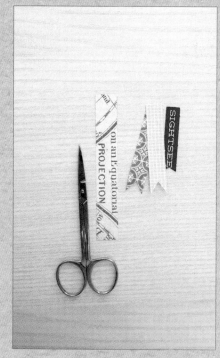

1 剪一條約 1cm 寬的紙條

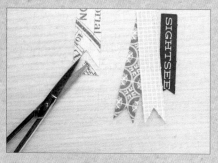

2 左右由下往上剪斜角

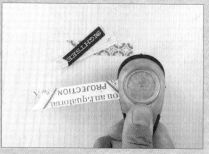

3 紙條前段打孔

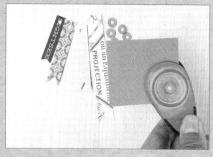

4 拿另外一張紙，打小孔和大孔做成環狀

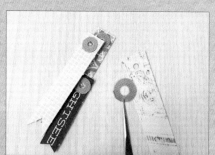

5 環狀背面上膠

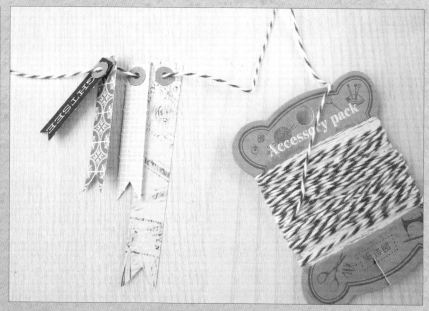

6 與底紙孔對齊黏貼

7 做成數個後，用線串起來即完成

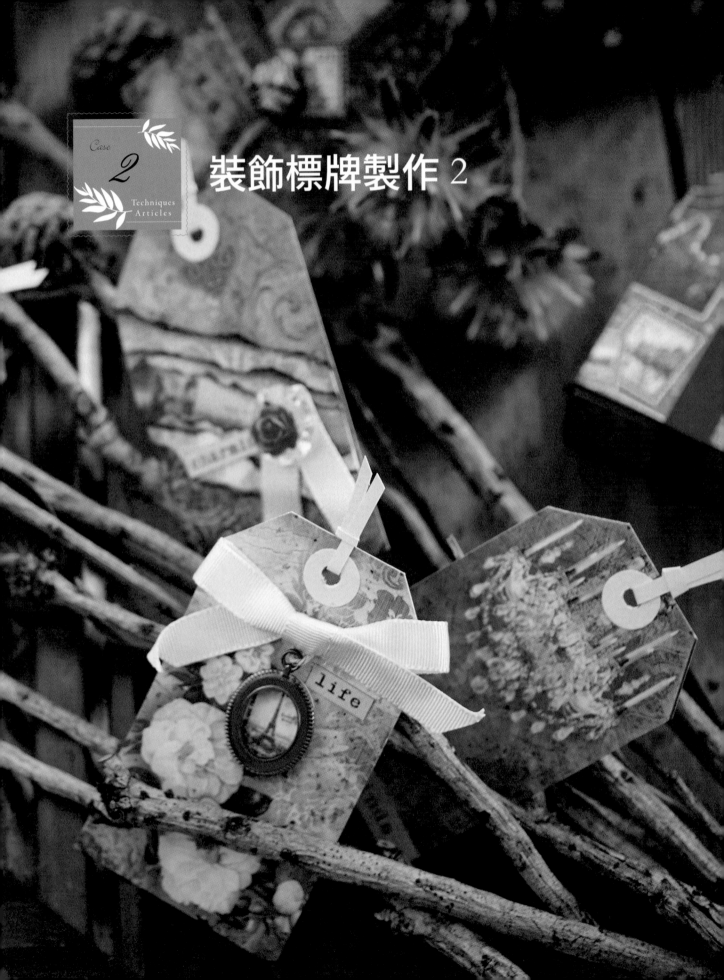

Case 2 Techniques Articles

裝飾標牌製作 2

珍珠圖騰排列技巧

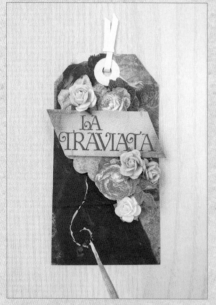 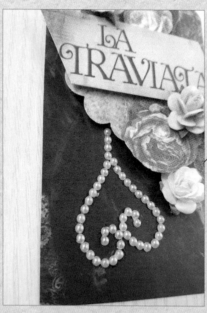 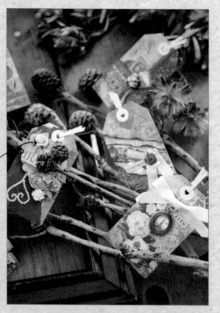

1 運用白膠繪出想要的圖騰　　**2** 將珍珠一顆顆的排列上去

復古紙邊技巧

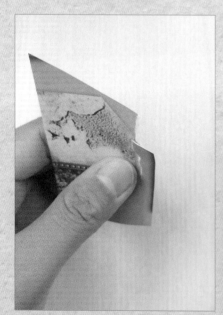 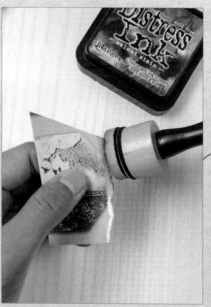 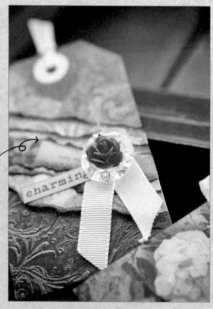

1 用手撕紙製作出不規則的邊　　**2** 用刷子在邊緣刷上咖啡色　　**3** 層層疊疊後產生復古風格

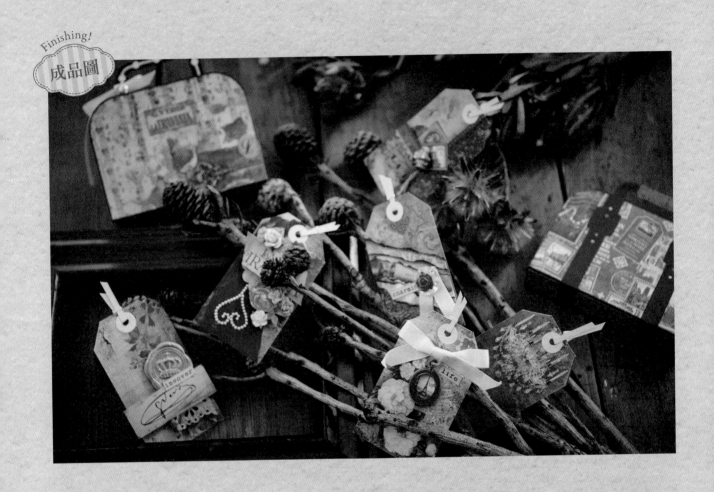

紙緞帶仿製

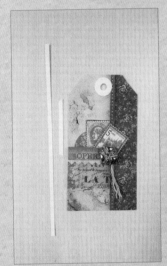
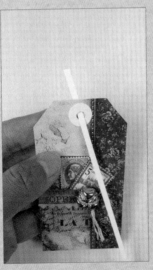
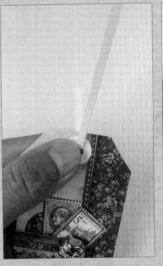
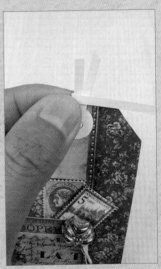

1 紙張裁一長一短的細線

2 長線穿入洞口後

3 另一邊向上摺，太長部分剪掉

4 短紙條在紙緞帶上繞一圈

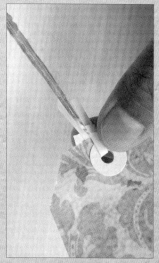
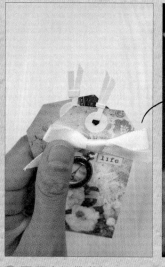
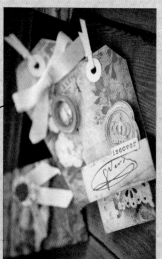

5 後方黏貼完成　　**6** 再用小緞帶裝飾

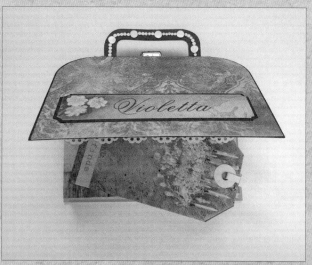
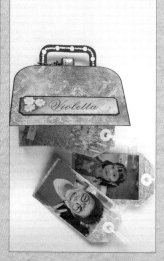

7 可夾入旅行箱內裝飾　　**8** 可貼上照片更有特色

Finishing!
成品圖

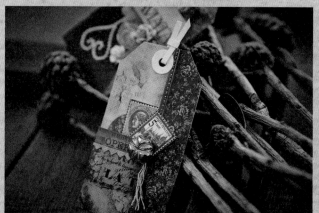
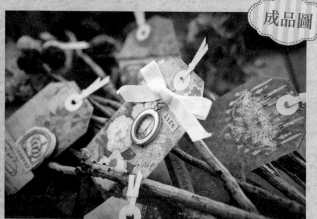

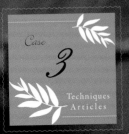

Case 3 Techniques Articles

長形標牌製作 3

作法 *Practice*

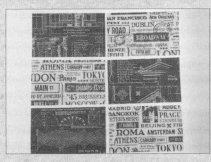

1 每張 5.5cm × 10cm（數張）

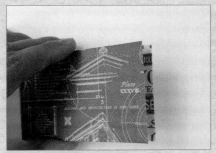

2 兩張不同花色重疊

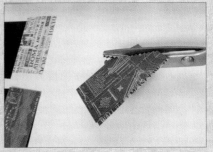

3 同時剪斜角

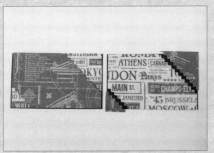

4 兩組花色交錯

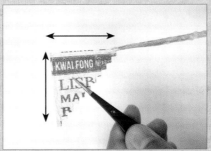

5 白膠只有塗在 L 邊

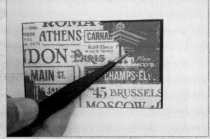

6 黏在另一張底紙上

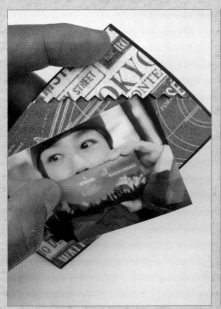

7 形成可插卡的角邊

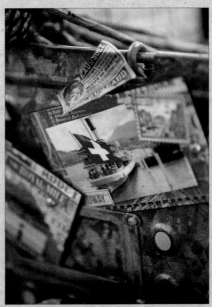

8 可在角邊做裝飾

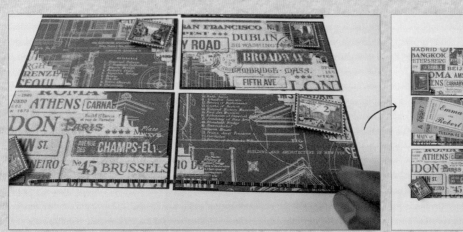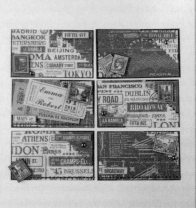

9 每一組同時編排，可以統一協調性

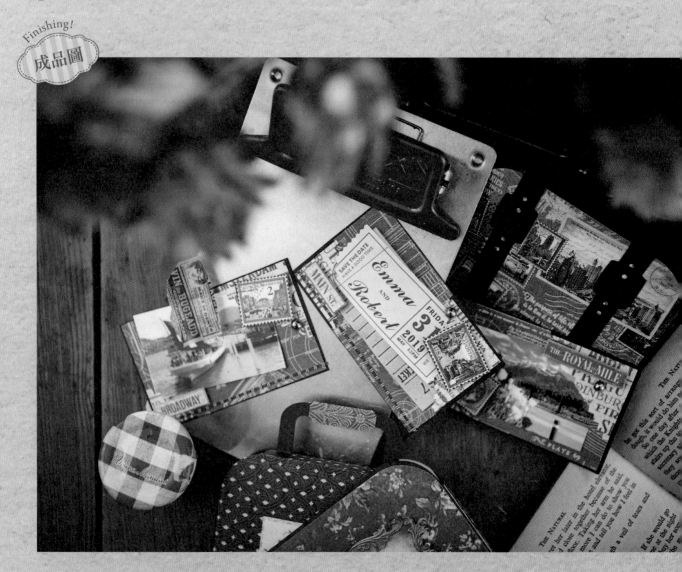

Finishing!

成品圖

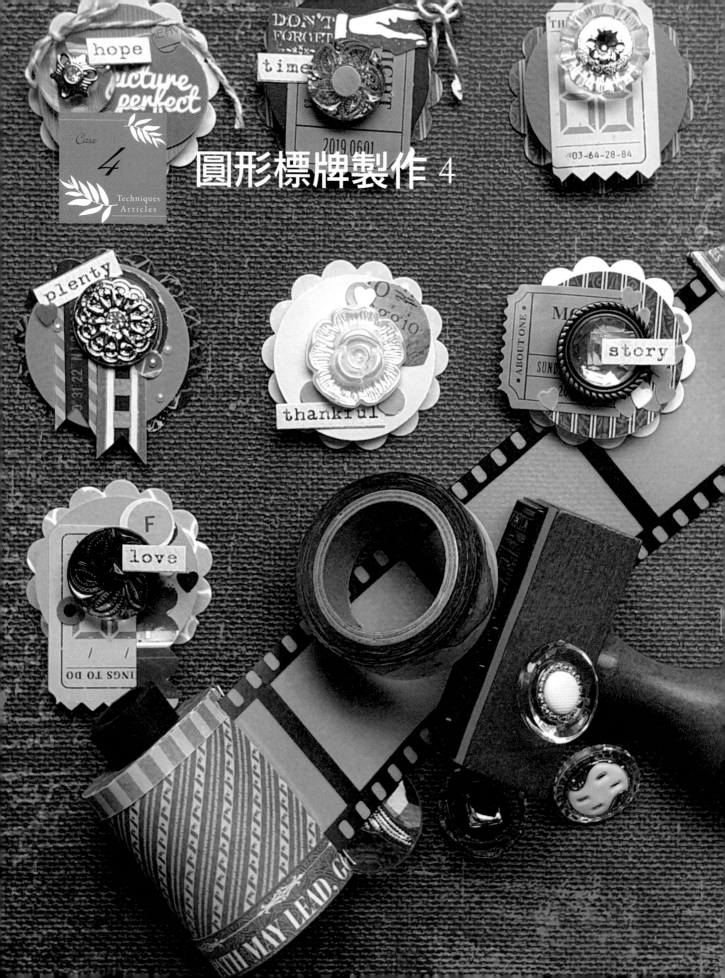

圓形標牌製作 4

1 用打洞器做一個花片（範例 4.5cm）

2 圓形紙片比花片小一點（範例 4cm）

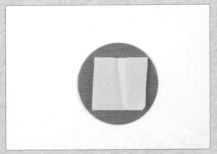

3 圓片後方貼泡棉膠

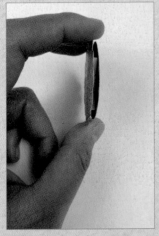

4 側面可看出立體感

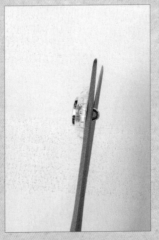

5 黏貼釦子配飾，可將後方剪去

6 裁剪其它色塊增加層次感

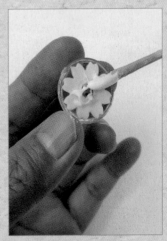

7 不同的材質黏貼，只需厚塗白膠即可

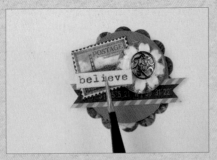

8 小文字可以使配件更完整

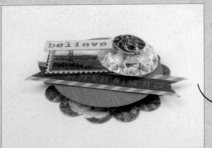

9 完成後的成品

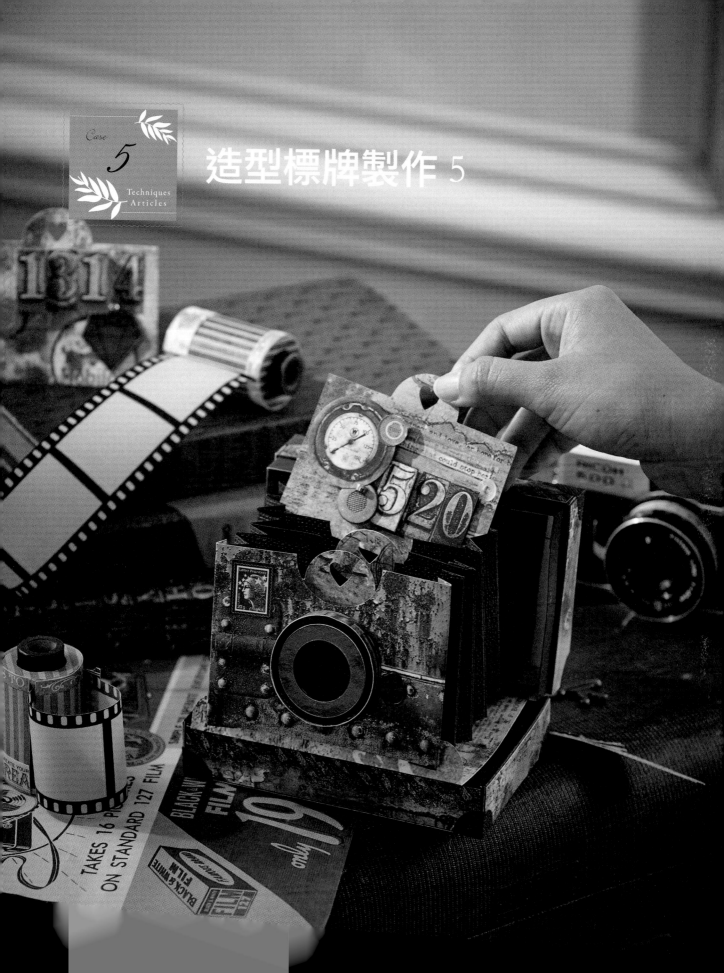

造型標牌製作 5

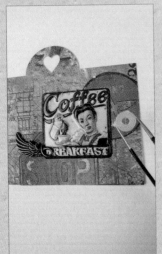 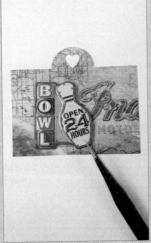 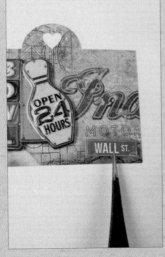 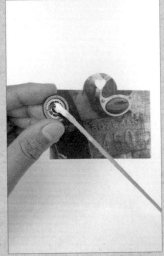

1 此款底紙有附版型，裁切數張備用

2 選擇同類型風格的素材黏貼

3 文字也是很好的裝飾品

4 一般金屬釦黏貼只要厚塗白膠即可

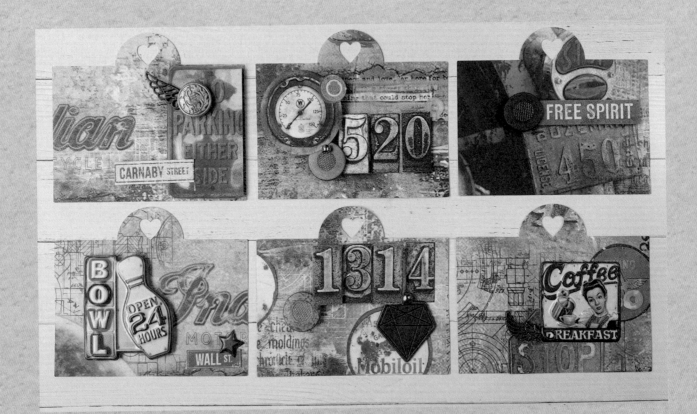

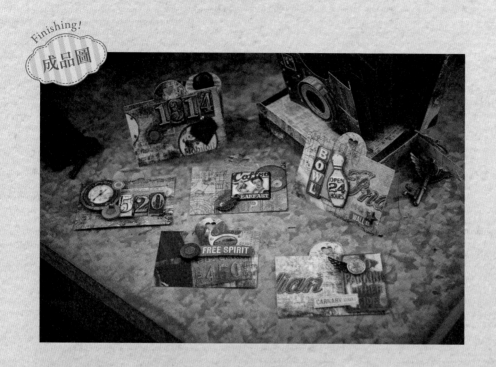

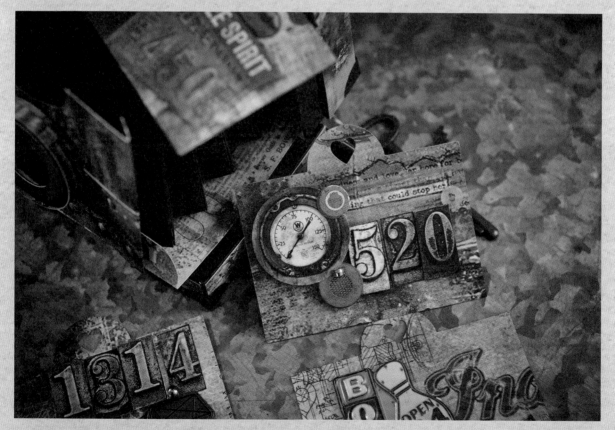

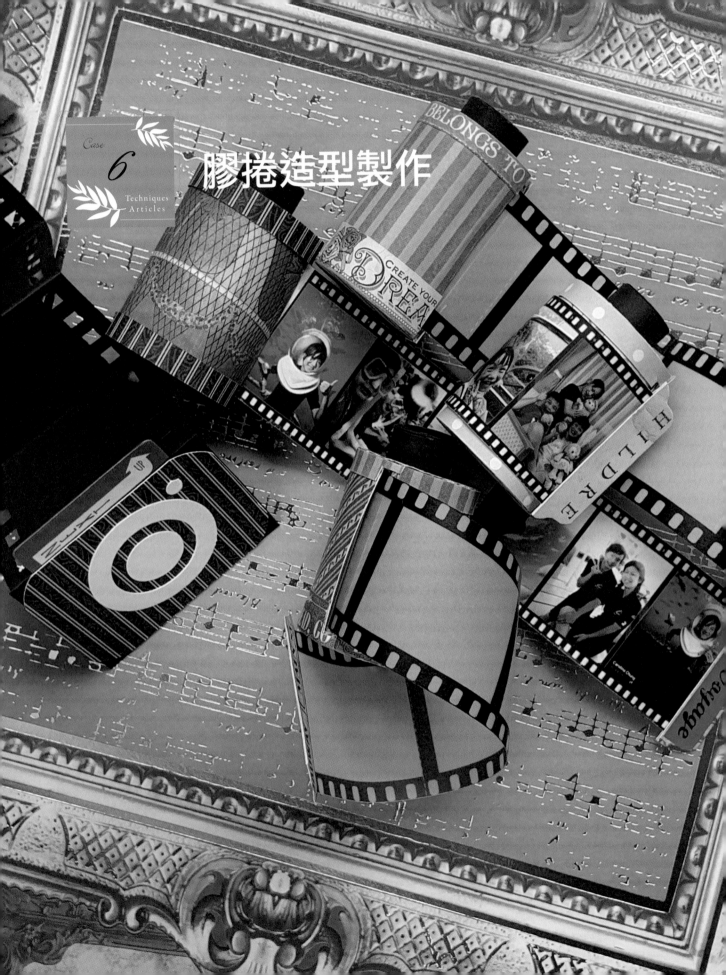

膠捲造型製作

作法 *Practice*

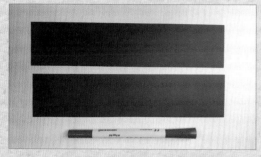

1 準備粗度約1cm筆桿，以及2張 6cm×25cm紙條

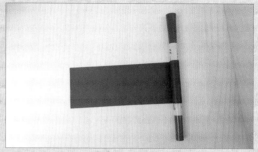

2 將紙張捲在筆桿上

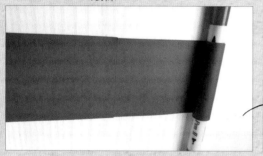

3 兩張紙條先黏貼一起

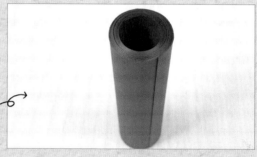

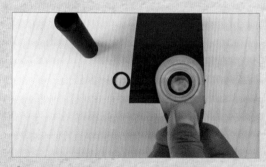

4 打洞器製作紙環（內1.3cm、外1.7cm）

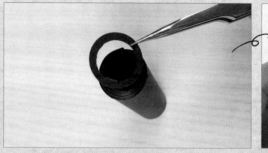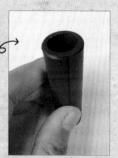

5 紙環上膠黏貼在紙筒上下方（紙環黏貼較精緻，不貼也可以）

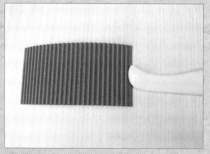

6 瓦楞紙5.5cm×11cm（一端可壓 扁）

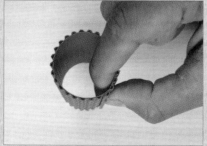

7 繞一圈後找出底片出口位置

8 做記號切割開來

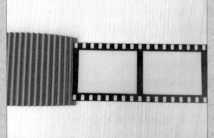

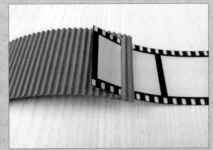

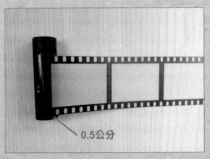

9 可拿底片去測量需割開的寬度

10 開口主要是讓底片順暢的拉動進出

11 底片貼在紙筒上（底片與紙筒底部的距離約 0.5CM）

0.5公分

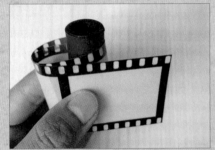

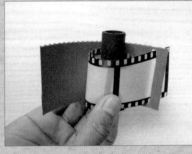

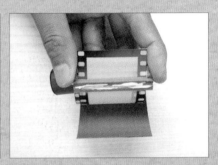

12 底片捲好後

13 底片頭插入切好的瓦楞紙開口

14 瓦楞紙包覆起來黏貼好

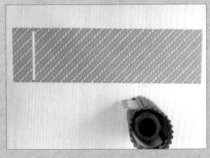

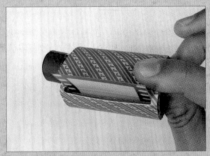

15 美編紙 5.5cm×18cm（約 1.5cm 處割一個底片出入口）

16 上雙面膠黏貼，再用白膠補強

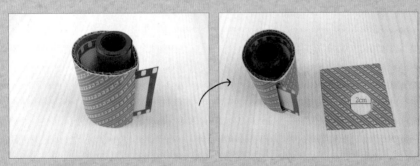

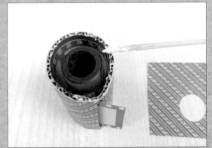

17 美編紙打一圓形洞開口，約直徑 2cm（主要讓中間黑色捲軸可以轉動即可）

2cm

18 瓦楞紙邊緣厚塗白膠

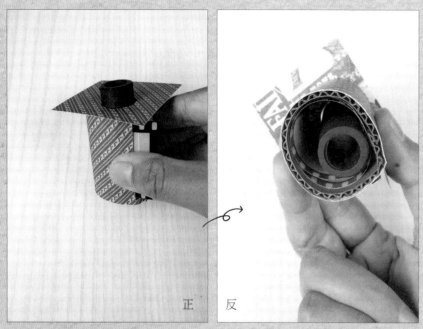

正　反

19 美編紙套上去黏緊

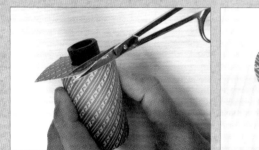

20 等膠乾了即可修剪

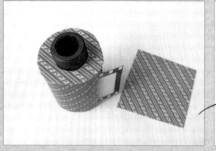

21 膠捲另一邊也用相同作法，邊緣上白膠貼上紙（不需打洞）

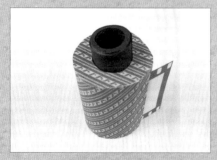

22 底紙蓋上去後修剪，如上圖

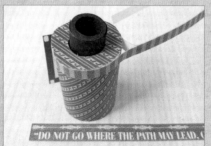

23 裁剪不同花色紙張做配飾

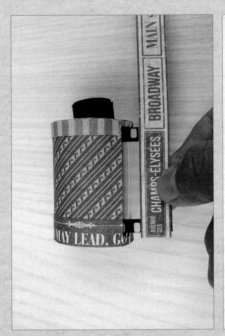

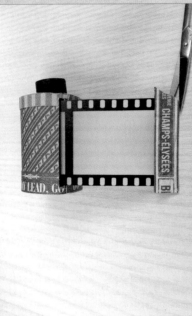

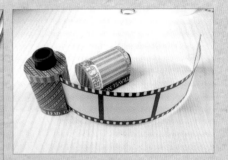

26 膠捲即完成了

24 開頭處黏貼比底片寬的紙張

25 兩邊修剪弧度

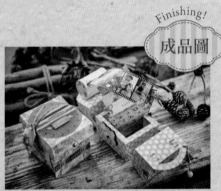

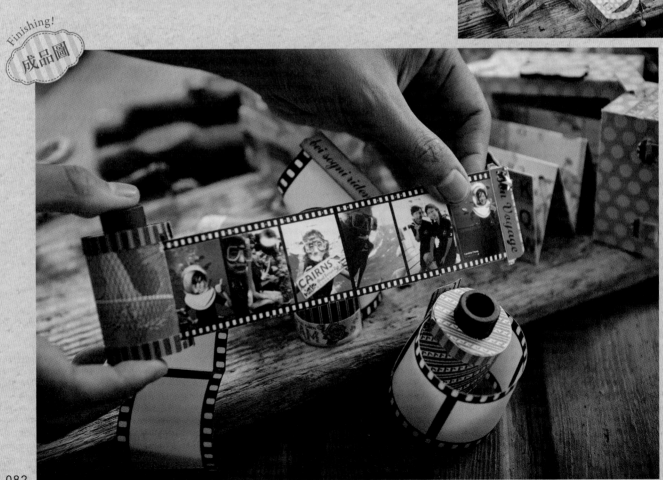

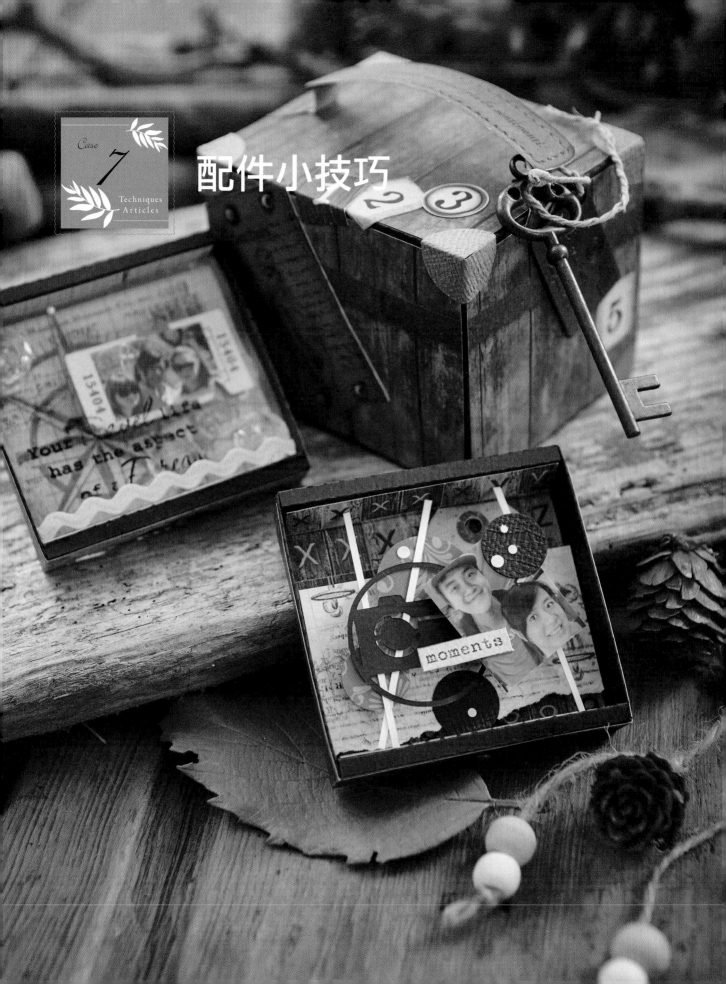

配件小技巧

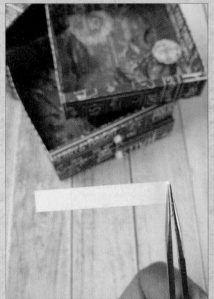

1 剪一條寬約 0.5CM 的紙條

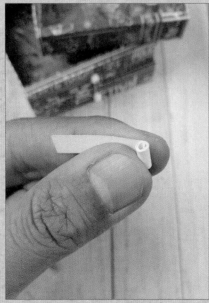

2 上膠後往內捲

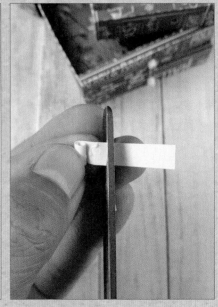

3 太長部分剪斷

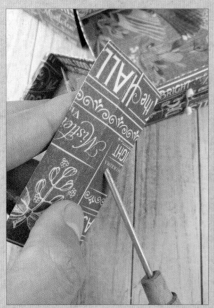

4 先將抽屜鑽孔

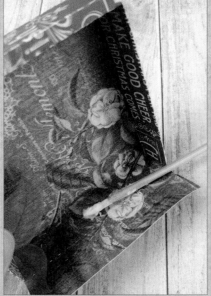

5 將紙捲插入孔中上膠黏貼

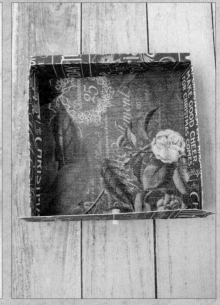

6 膠乾後即完成

迷你底片製作

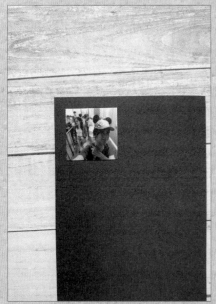

1 照片貼在黑紙上

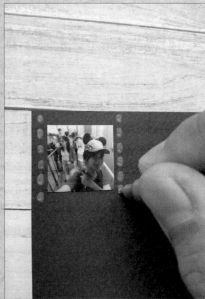

2 兩側用銀漆筆畫虛線

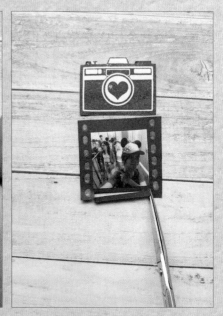

3 如圖進行修剪

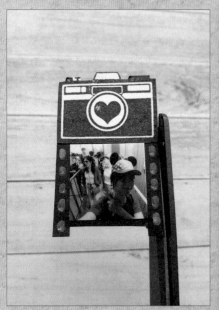

4 與迷你相機黏貼即完成

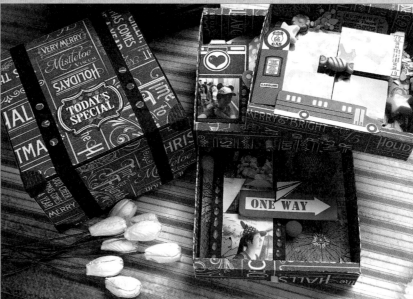

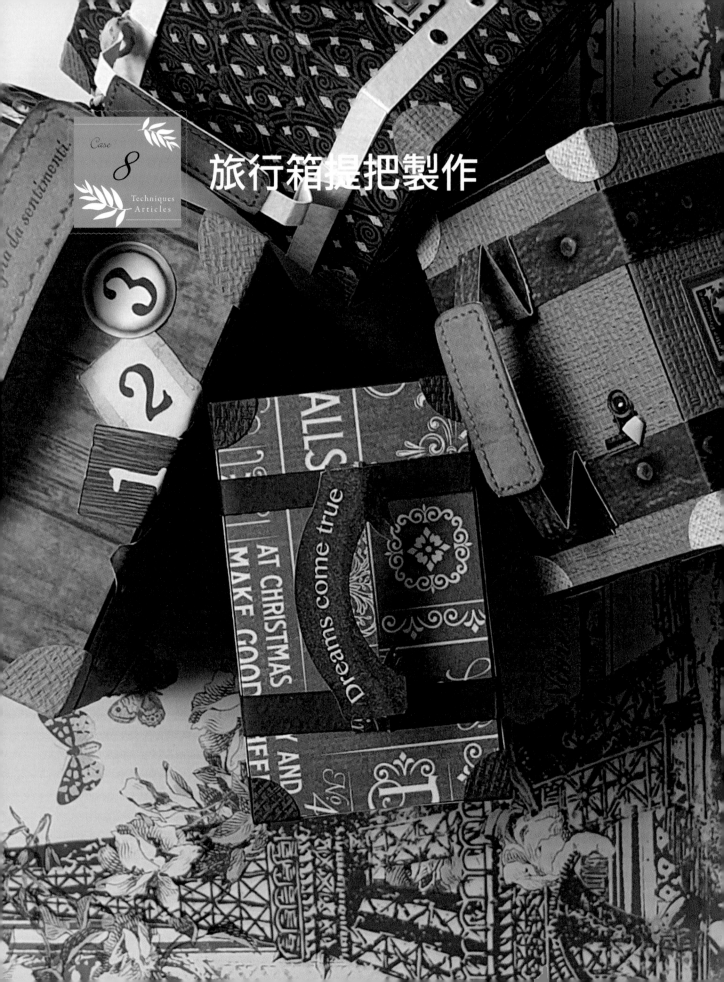

旅行箱提把製作

旅行箱提把製作 *Practice*

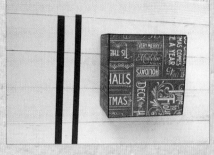

1 準備兩條紙條（長度可依照作品的大小）

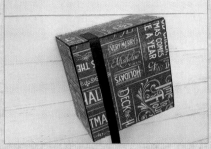

2 從箱子上方中間開始繞一圈黏貼

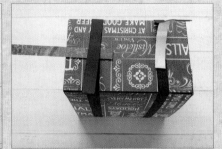

3 到中線時可再用另一條紙條穿插

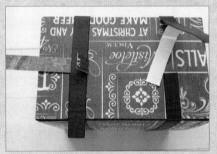

4 包覆黏貼

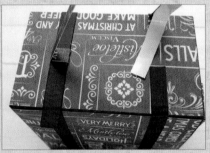

5 再將紙條拉到對面

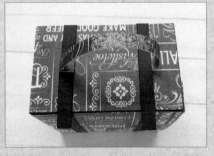

6 相同穿插包覆黏貼（提把的長度可自行決定）

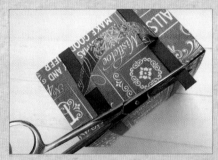

7 超出的部分剪齊

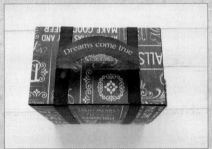

8 可用貼紙做裝飾

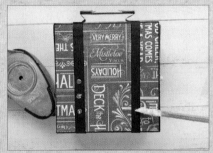

9 提箱帶子較細，用打洞機打幾個圓圈裝飾黏貼

皮箱角邊製作

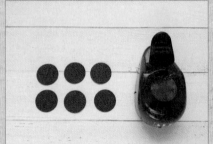

1 打 6 個圓圈

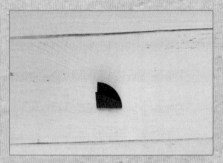

2 對摺一半

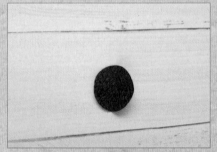

3 再對摺一半

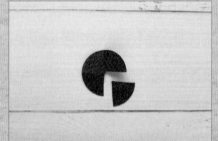

4 打開後紙上會出現十字線痕跡

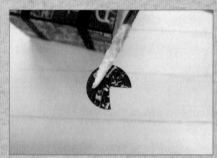

5 剪去 4 分之 1

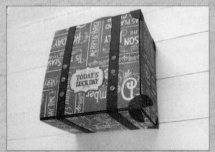

6 整個塗上白膠

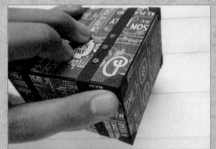

7 與皮箱角邊相合

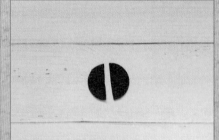

8 沿著角邊黏貼

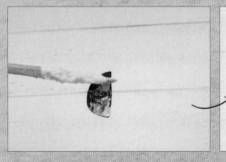

9 另一頭剪半圓形

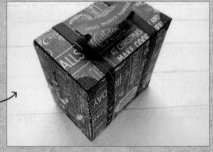

10 此款為抽屜皮箱,所以抽屜旁
邊的角邊只需要貼一半

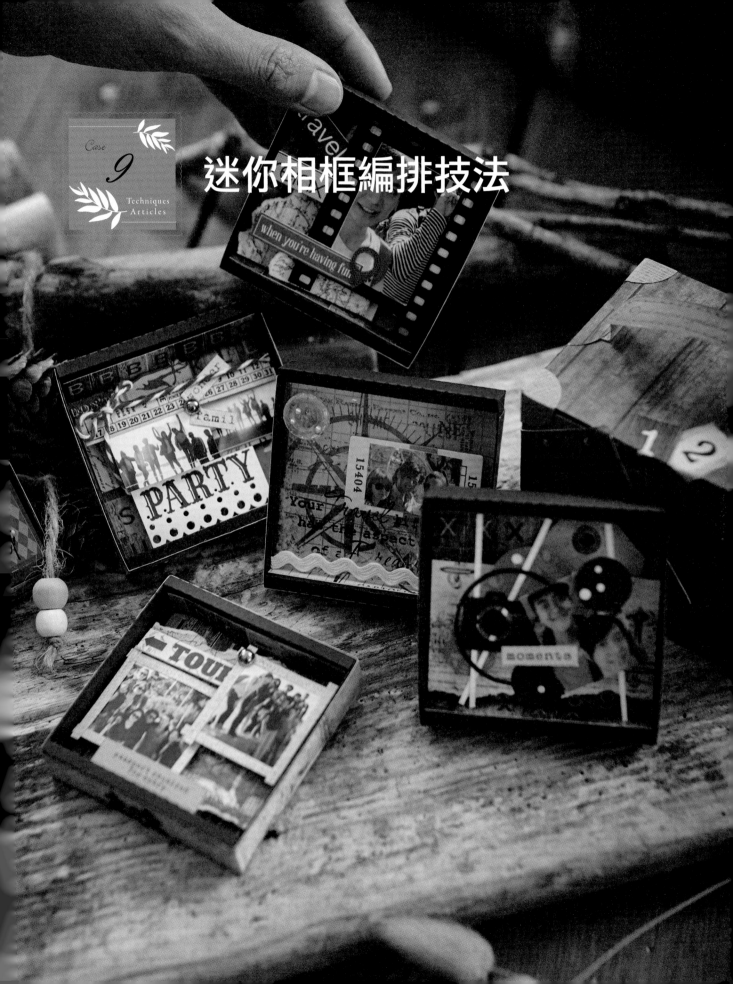

迷你相框編排技法

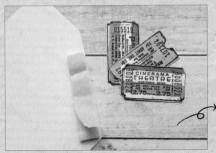 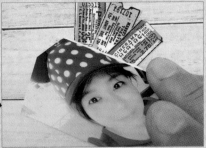

1 先將照片後方貼泡棉膠

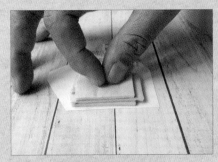 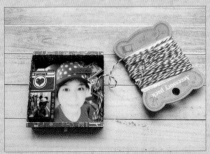

2 運用不同數量的泡棉膠呈現作品
的立體感

3 用線條纏繞增加作品活潑感

Finishing!
成品圖

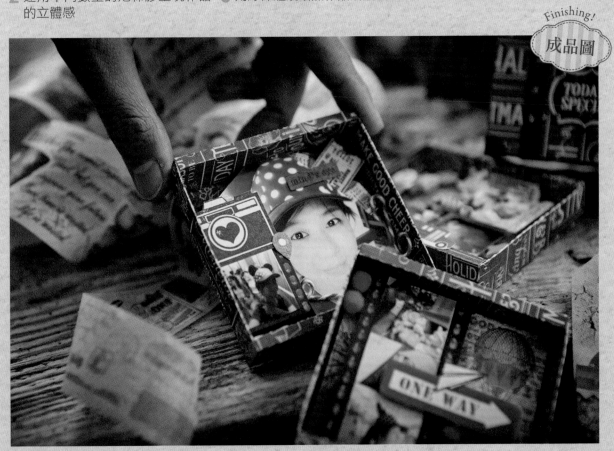

相框編排 2

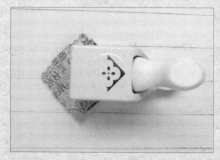

1 運用角邊打洞器增加紙張邊角造型

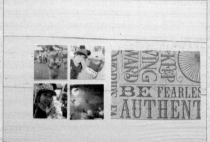

2 可裁切一張紙，將四張照片拼成一張

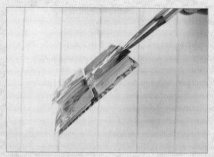

3 對角泡棉膠數量相同（兩個貼三層、兩個貼兩層）

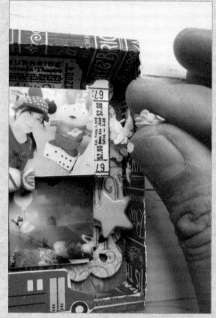

4 厚塗白膠在框裡，放一堆小點點

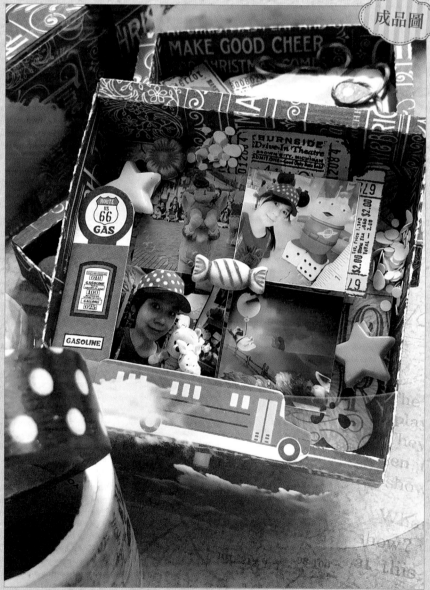

Finishing!
成品圖

相框編排 3

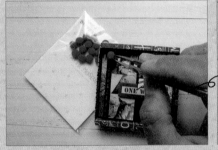 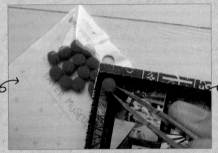 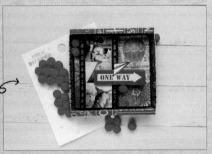

1 可以運用彩色小毛球代替色塊，同時能讓畫面呈現不同的層次感

相框編排 4

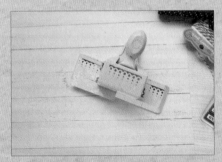 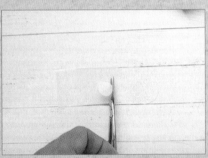

1 運用花邊打洞器增加線條活潑感　**2** 水晶紙剪幾個小圓做裝飾

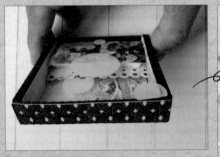 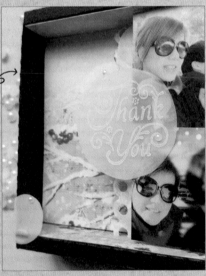

3 水晶紙因為有透明感，所以可讓相框呈現出不同的層次風貌

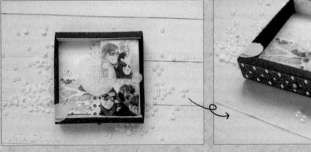 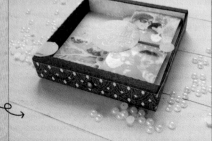

4 字牌顏色可選用白色，整體畫面更柔和唯美

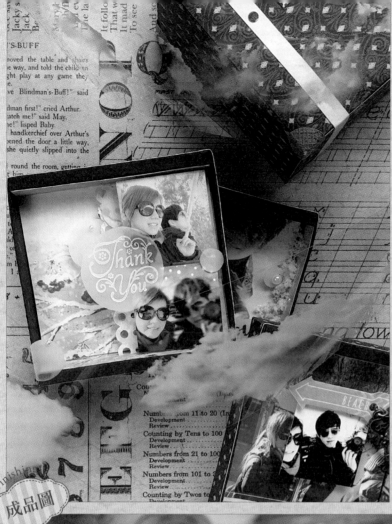

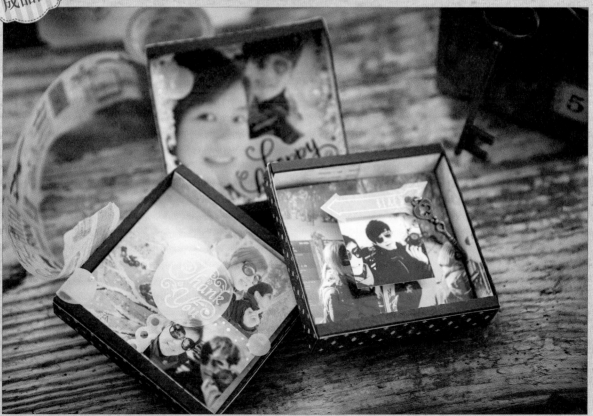

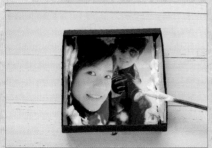

1 白膠厚塗在想黏貼的地方

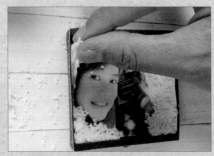

2 放上一層模型用的樹粉

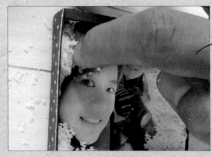

3 用指甲面將樹粉壓實黏緊（樹粉可營造出雪花感）

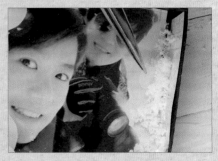

4 水晶紙小圓片可穿插在樹粉中，感覺更有層次

相框編排 6

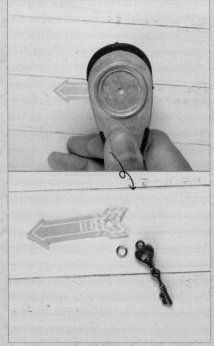

1 在紙上打一個小孔

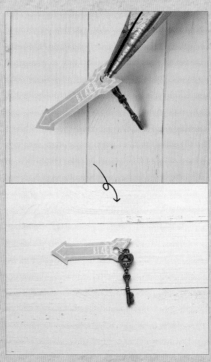

2 扣環可以穿入小配件當作裝飾品

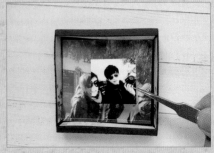

3 黑白與彩色照片的重疊，有不同的趣味

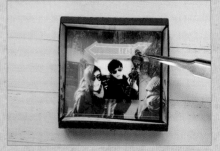

4 將小配飾黏貼在照片的上方

相框編排 7

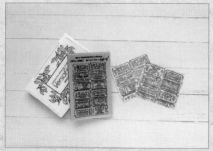
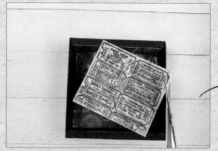
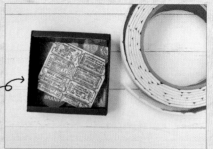

1 圖章蓋在美編紙上，自製車票券　　**2** 紙張黏貼時稍微傾斜可增加活潑感，底部可加二層泡棉膠

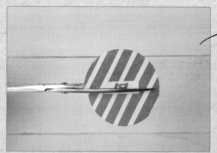
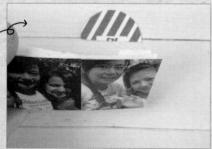
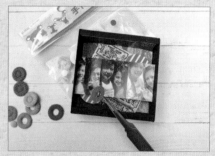

3 剪半圓對稱黏貼（原本背景傾斜的不安穩感，立即平衡）　　**4** 彩色圓圈可以讓畫面更繽紛

Finishing!
成品圖

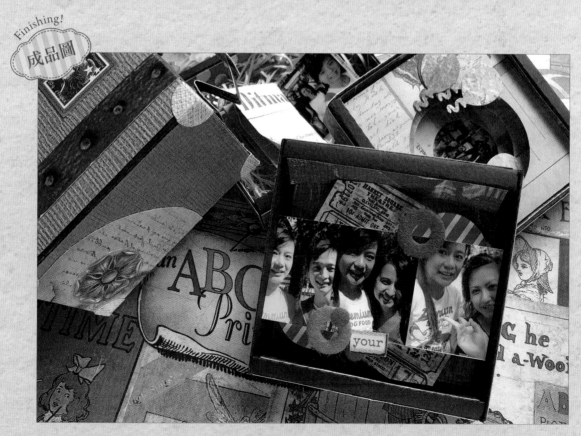

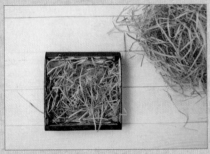

1 碎紙佈滿整個相框（仿鳥巢風格）

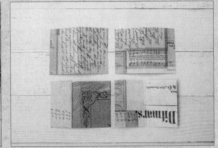

2 剪數張長方形對摺

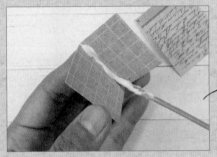

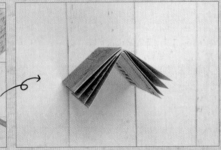

3 中間上膠一層一層黏貼起來

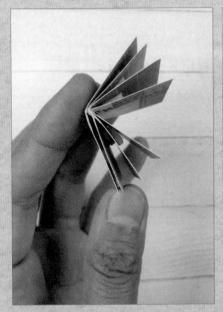

4 小書的內頁可貼泡棉膠，增加立體感

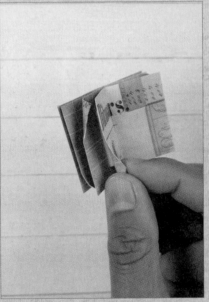

5 小書本的邊緣可稍做捲曲，營造復古風格

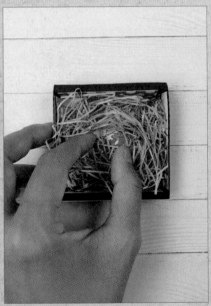

6 碎紙從中心點往外撥開

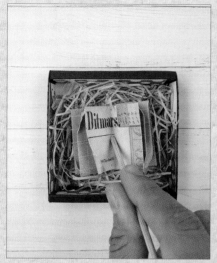

7 厚塗白膠將書本黏上

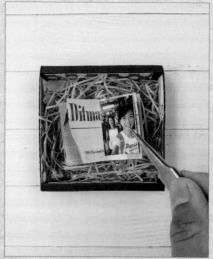

8 小照片黏在書本上

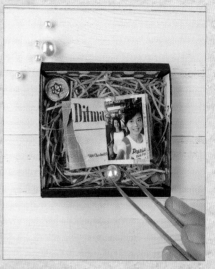

9 四周可用珍珠釦子做裝飾

相框編排 9

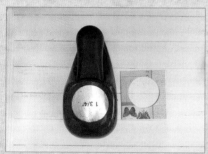

1 用圓形打洞器製作隧道卡

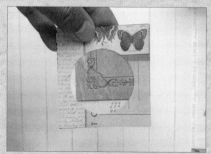

2 大圓至小圓

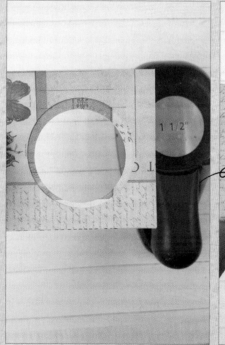
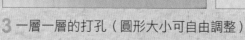

3 一層一層的打孔（圓形大小可自由調整）

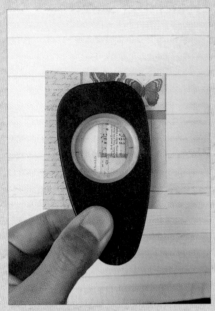

4 打洞器可翻面使用較能看清楚

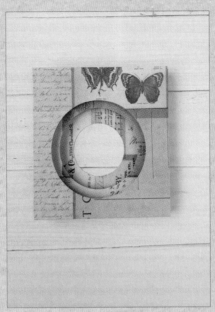

5 再用泡棉膠一層一層黏貼起來

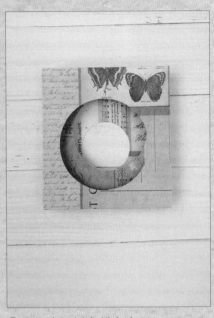

6 圓框也可以交錯方向

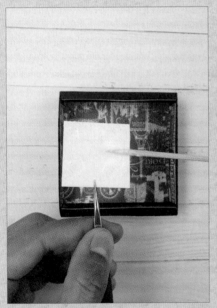

7 照片先上膠黏貼在底部

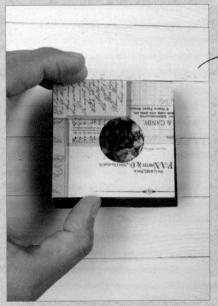

8 一層一層往上疊，製造層次感

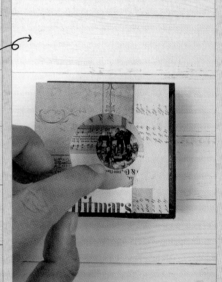

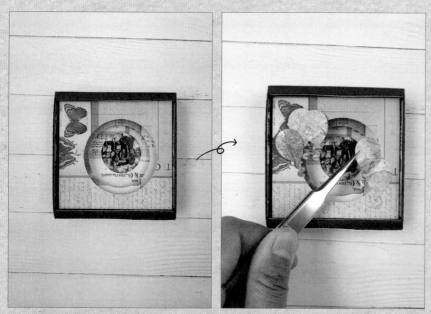

9 可用相似顏色的紙做裝飾，黏在圓圈邊緣改變它的規則感，增加活潑的趣味

Finishing!
成品圖

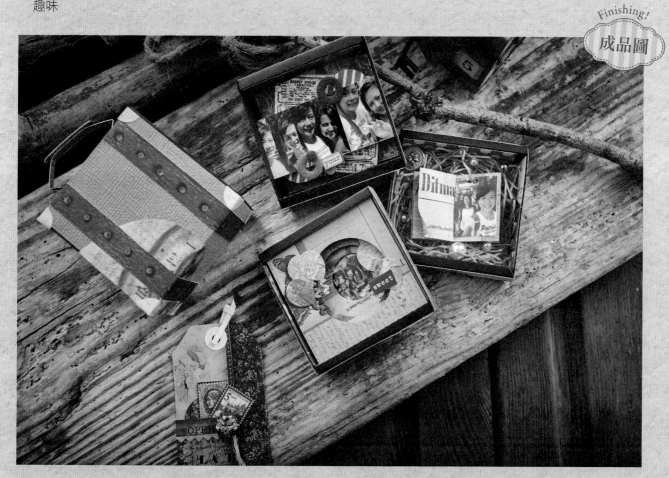

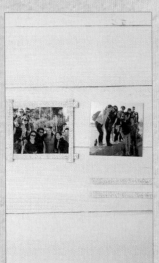

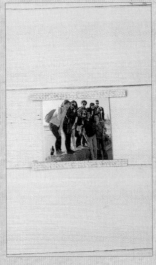

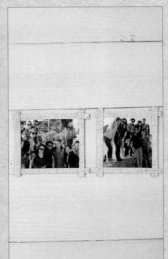

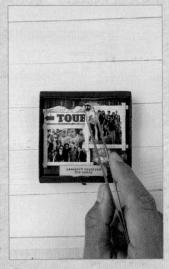

1 剪 4 條長度超過相片的 紙條

2 上下橫向黏貼

3 左右直向黏貼（像一個 框架）

4 泡棉膠層層疊疊黏貼後， 用金色小珠子做點綴

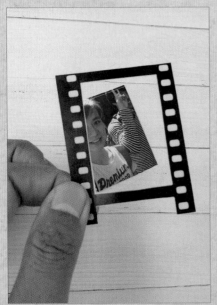

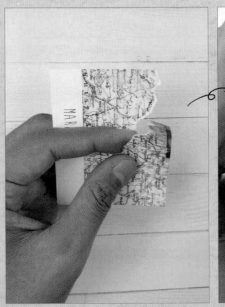

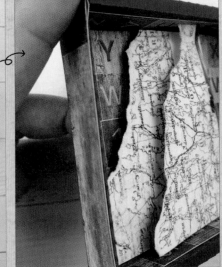

5 裁剪底片做相框

6 紙張用撕的，製造不規則感，泡棉膠一層一層黏貼上去

相框編排 11

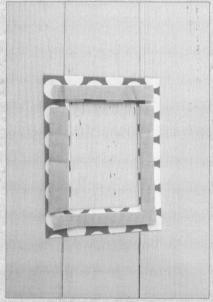

1 框的後面貼泡棉膠可增加立體感

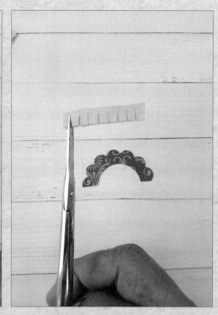

2 花圈剪半

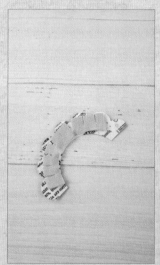

3 泡棉膠打牙口

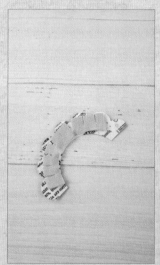

4 黏貼在花圈後方

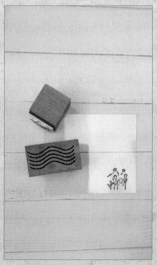

5 用自己喜歡的印章蓋在透明片上

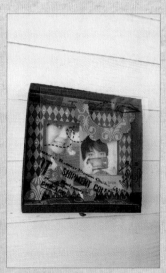

6 在框邊厚塗白膠，再蓋上透明片

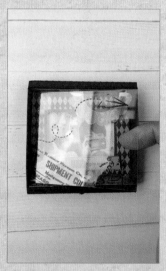

5 通常壓實黏緊都會使用指背

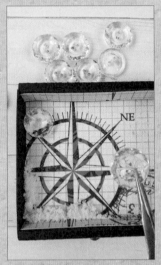

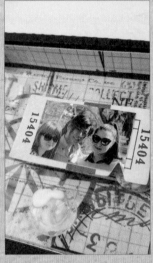

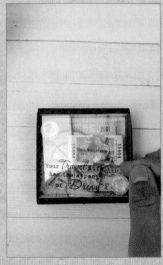

1 可用透明的珠子代替泡棉膠，襯出它的高度，同時呈現不同趣味

2 票夾素材也可以當作小相框

3 層層黏貼時可厚塗白膠

Finishing!
成品圖

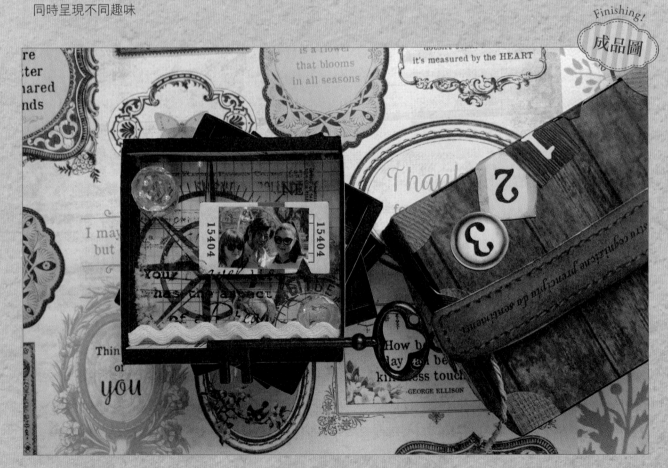

相框編排 13　　　**相框編排 14**

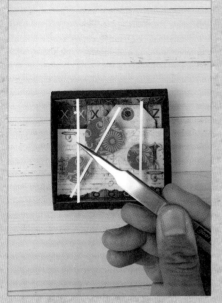 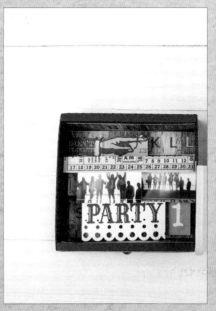 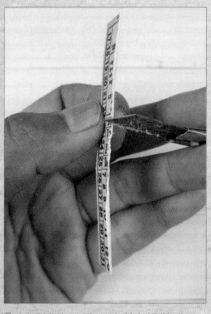

1 若整體畫面看到的都是色塊，可剪細線條做裝飾點綴

1 打洞器是很好做變化的工具

2 紙張邊緣可用刀片刮出粗糙感

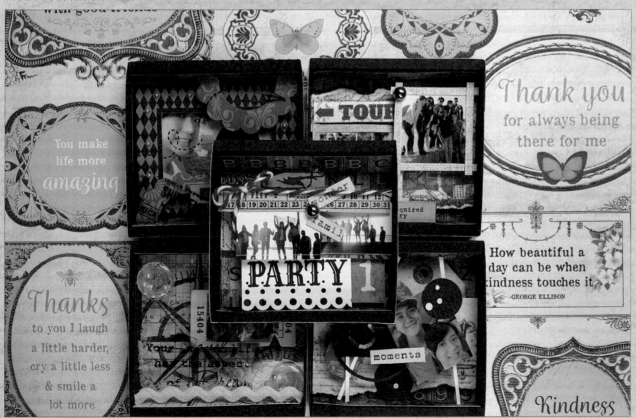

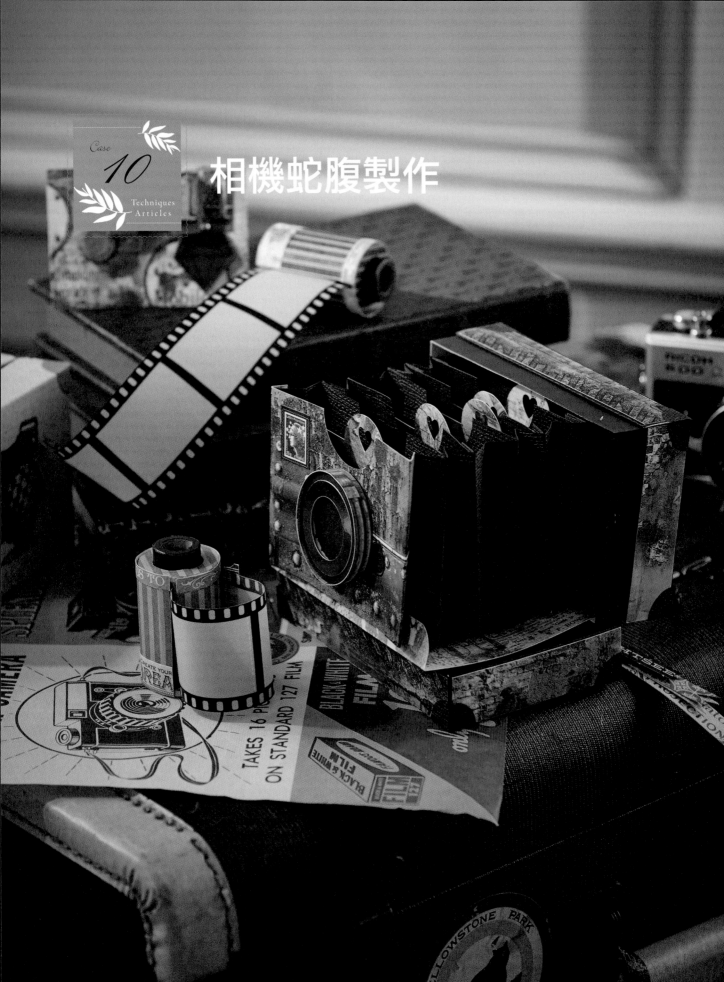

相機蛇腹製作

相機蛇腹的設計，可以放很
多小卡片或照片。而外觀就
真的像一台小單眼，非常小
巧有趣，是很受歡迎的一個
手作作品。

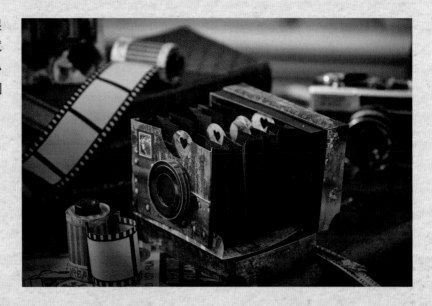

作法 *Practice*

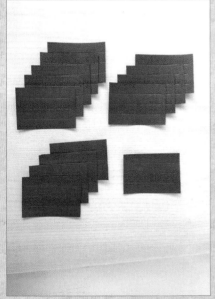

1 準備 7.5cm × 5cm 紙張（14 張）

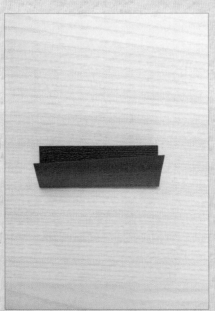

2 14 張短邊都先對摺

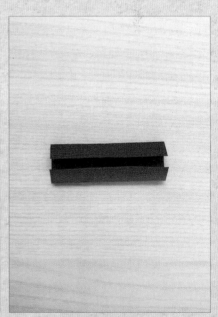

3 再橫向對摺分成 4 等份

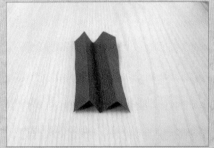

4 調整成 M 型

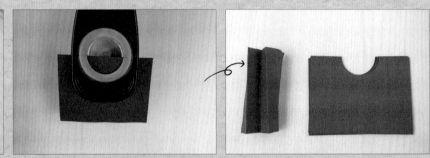

5 7.5cm × 10cm（6 張上方裁剪半圓）

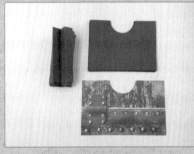

6 7.5cm × 12cm（1 張，相機正面花色紙）

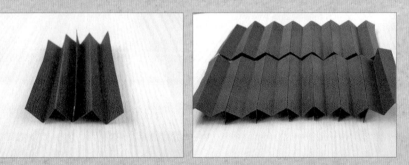

7 摺好的紙型如圖兩兩相黏

8 7 張黏一排（共兩排）

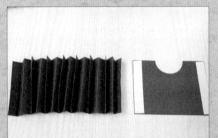

9 紙張左右兩邊貼上雙面膠

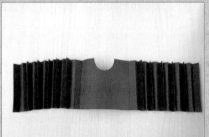

10 左右各貼一排

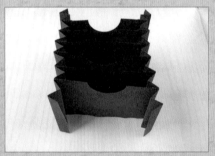

11 一層層往上貼（如圖由後往前黏貼）

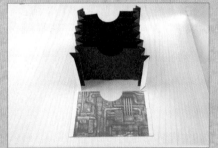

12 最上方黏貼花色紙

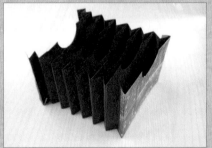

13 超出的部分向後貼

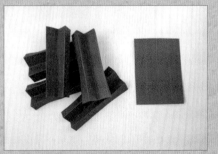

14 準備 6 張 7cm × 5cm（如圖對摺成 4 等份）

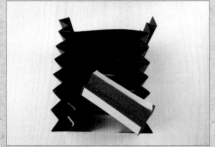

15 調成 M 型，左右上膠

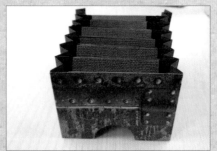

16 黏在蛇腹底部

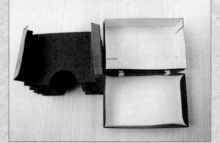

17 蛇腹後方貼雙面膠

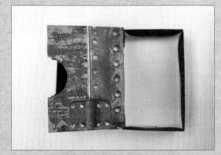

18 貼進盒子裡

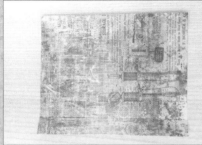

19 準備 12cm ✕ 11cm 紙張

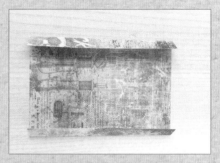

20 兩邊向內摺

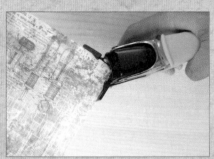

21 其中一邊圓角可做弧形

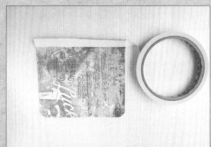

22 另一邊上膠

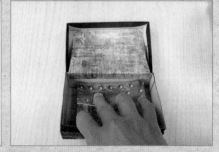

23 黏在底盒邊

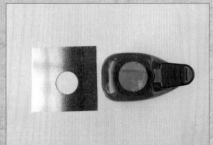

24 用打洞器做鏡頭，先打一個圓

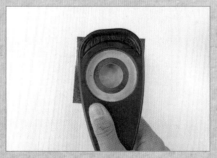

25 外圈再打 1 個大圓

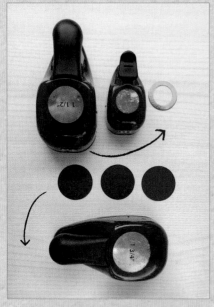

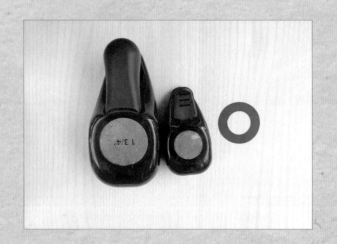

26 打 3 個底圓，參考圖中打洞器尺寸

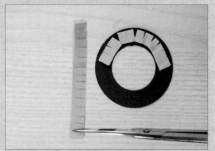

27 泡棉膠打牙口

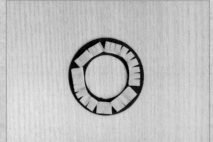

28 黏貼一圈

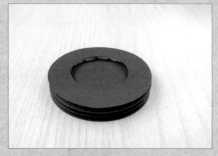

29 三個底圓用泡棉膠重疊，貼上黑色鏡頭

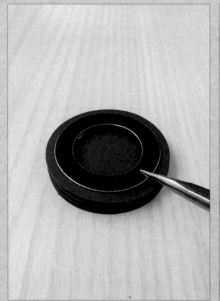

30 裝飾金色鏡頭

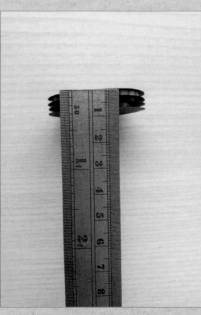

31 整體約 0.7CM

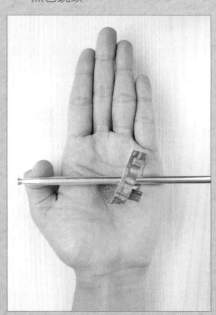

32 裁一張寬約 0.7CM 的紙條

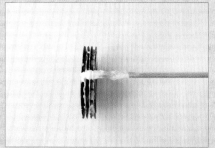

33 鏡頭邊上白膠

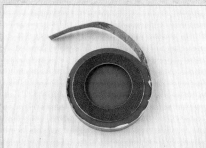

34 紙條繞一圈

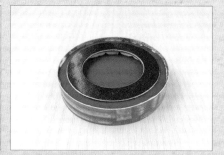

35 鏡頭完成

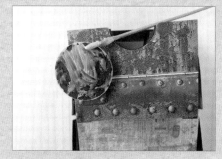

36 背面上白膠黏貼

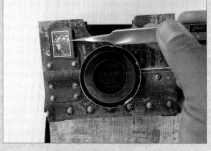

37 可用貼紙貼閃光燈地位置

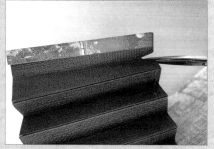

38 蛇腹前排左右各剪三角形牙口

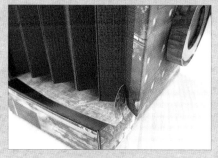

39 當鏡頭拉開，可以卡在蓋子上

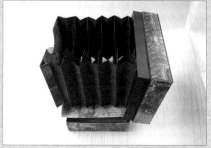

40 側面圖

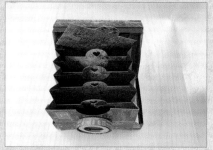

41 最後蛇腹的中間可插入照片或卡片

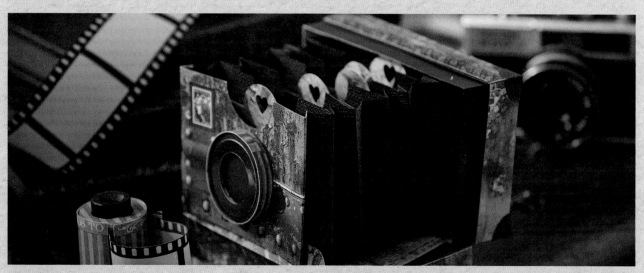

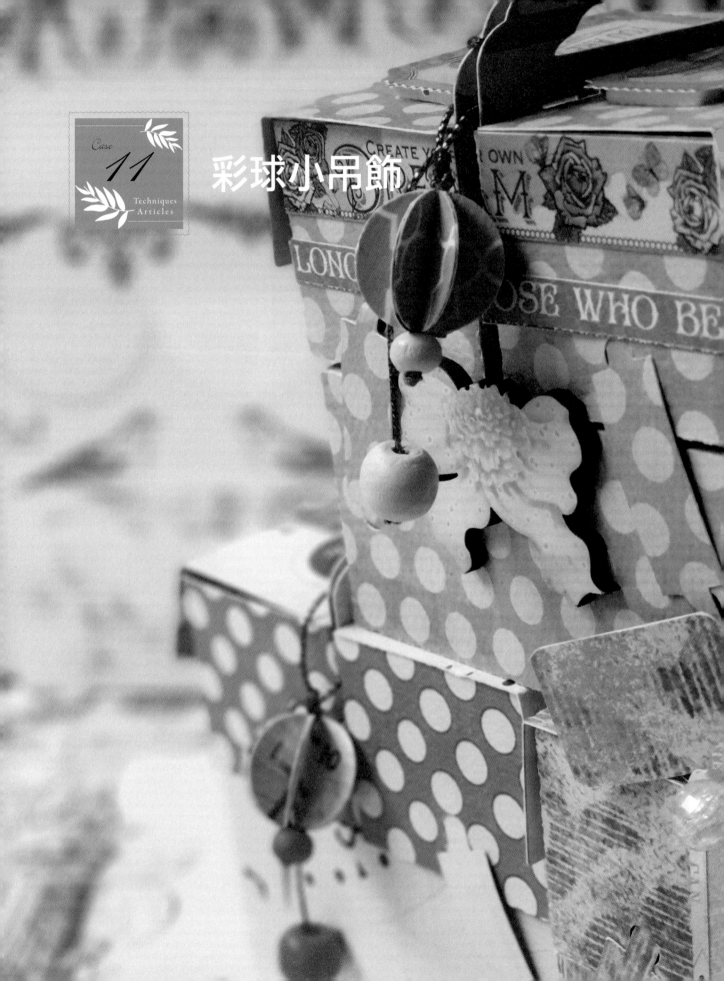

彩球小吊飾

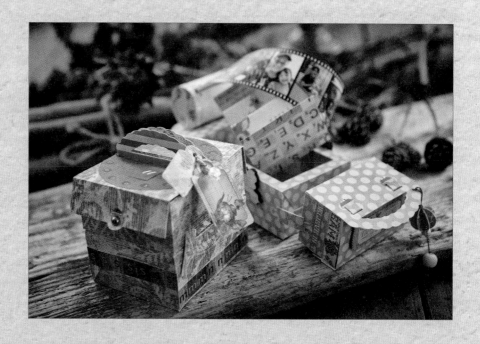

作法 *Practice*

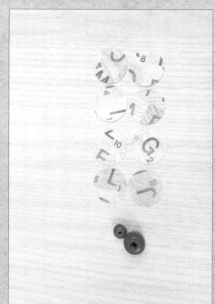

1 打洞器裁出 8 個圓
（大小可依照每個人的喜好）

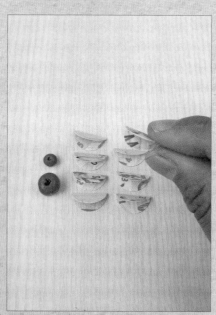

2 每個圓對摺

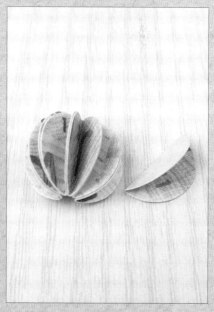

3 將摺好的半圖一個一個黏貼起來

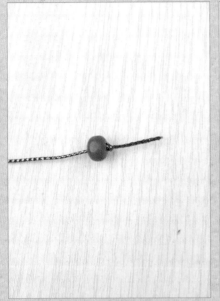
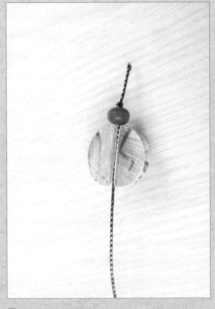

4 金線打結後穿入一顆珠子　　　5 再將彩球黏上

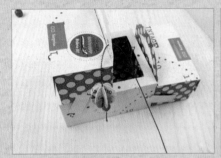
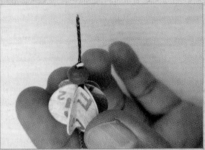
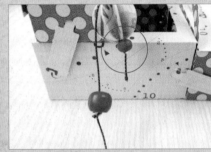

6 金線穿過提把　　　7 打結的地方上白膠　　　8 另一頭可綁單顆珠子

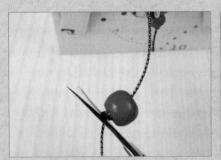

9 等膠乾後剪去多餘的線

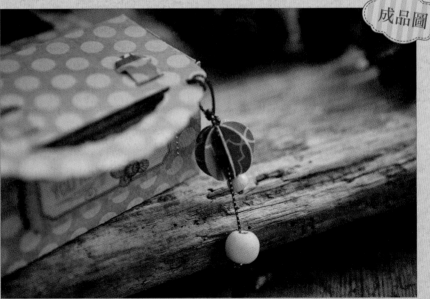

旗幟小吊飾

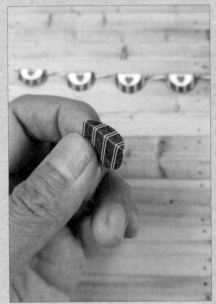

1 圓形摺 5 分之 1

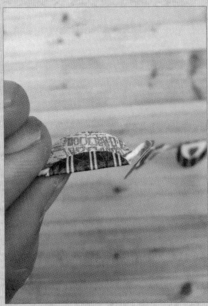

2 背面上膠黏貼在線上

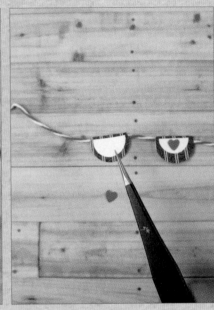

3 剪一個白色半圓紙，塗白膠黏貼

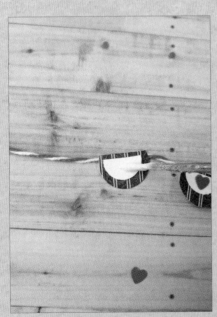

4 中心點上膠

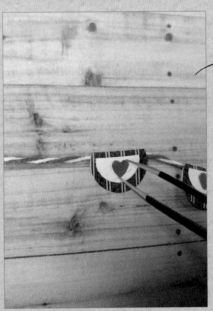

5 小愛心黏上

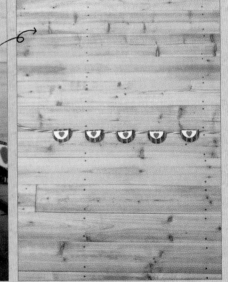

B 組 愛心小旗幟

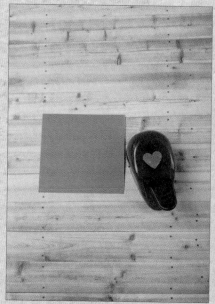

1 準備一張紙對摺

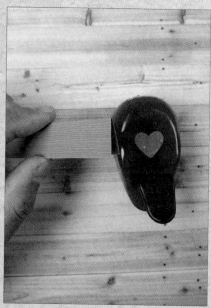

2 紙張對摺後不可太大張

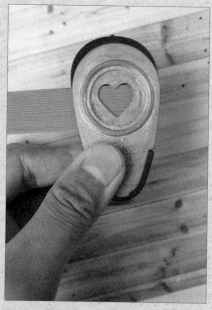

3 心型打洞器反過來使用

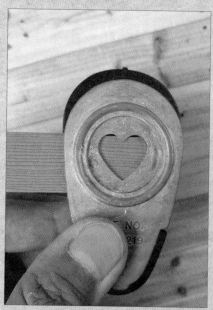

4 注意愛心打洞時，上方左右兩邊不要切到

5 打開如圖兩顆愛心相連

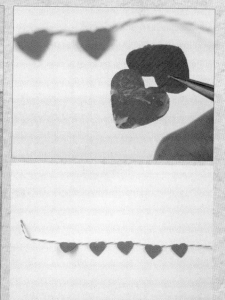

6 上膠黏貼在線上

C 組 音符小旗幟

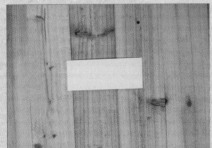

1 準備長條紙

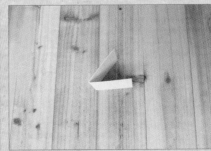

2 先將紙對摺

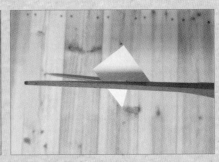

3 左右兩邊剪斜線

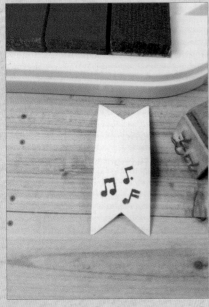

4 蓋上喜歡的圖案印章

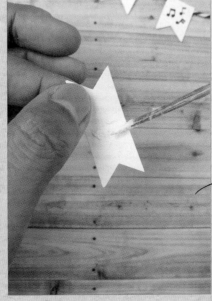

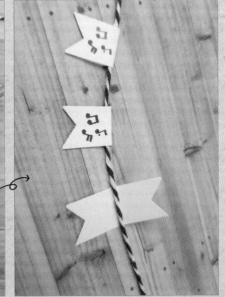

5 背面上膠黏貼在線上

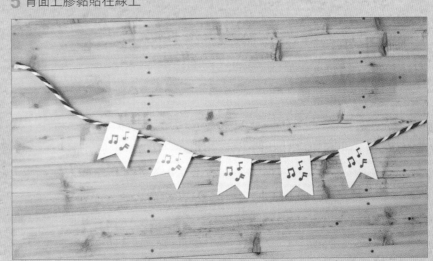

D 組 三角小旗幟

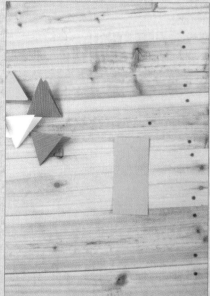

1 準備長方形紙

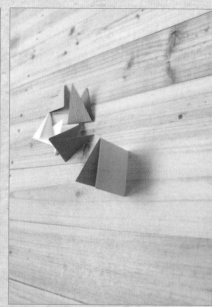

2 先對摺

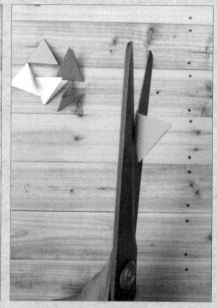

3 左右兩邊剪斜線（如三角形）

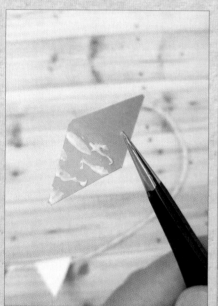

4 打開上膠

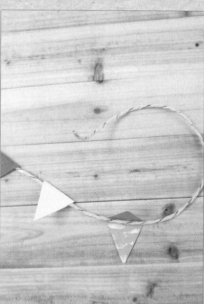

5 黏貼在線上

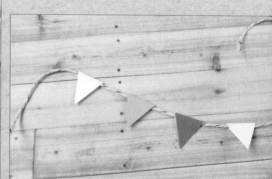

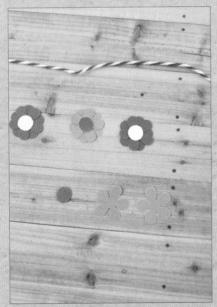 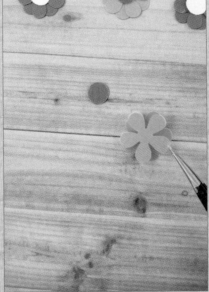 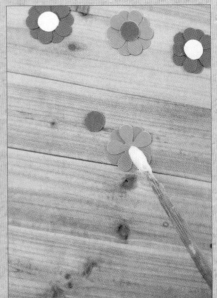

1 打洞器做兩個花瓣及一個小圓圈　**2** 花瓣重疊黏貼　**3** 中心點黏上圓圈

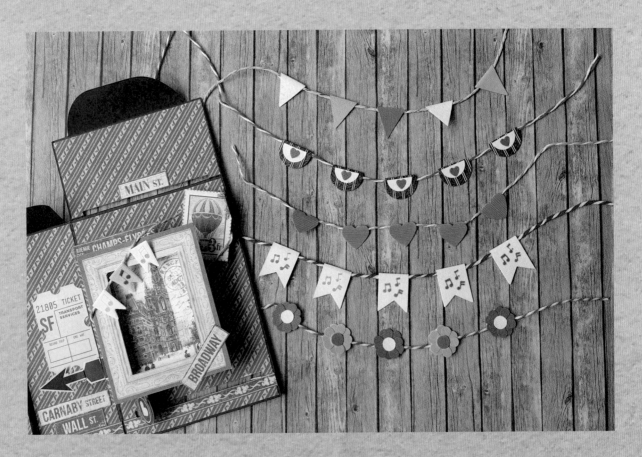

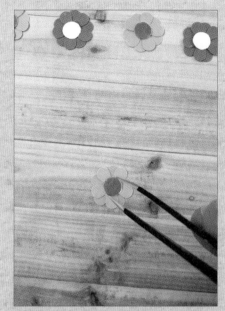
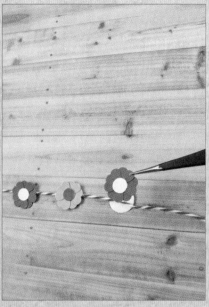

4 另裁切一個圓，線夾在圓圈和花朵的中間

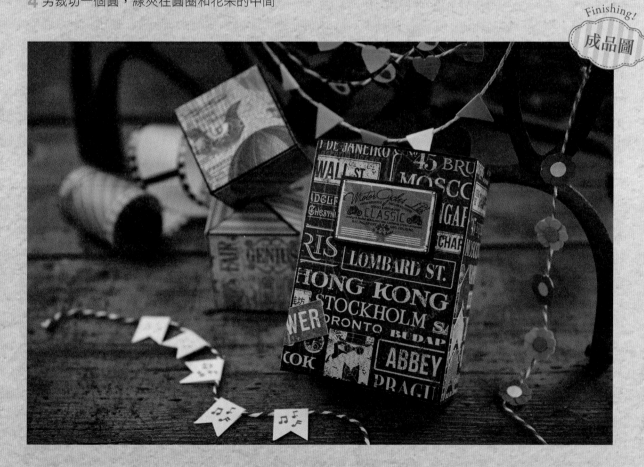

Finishing!
成品圖

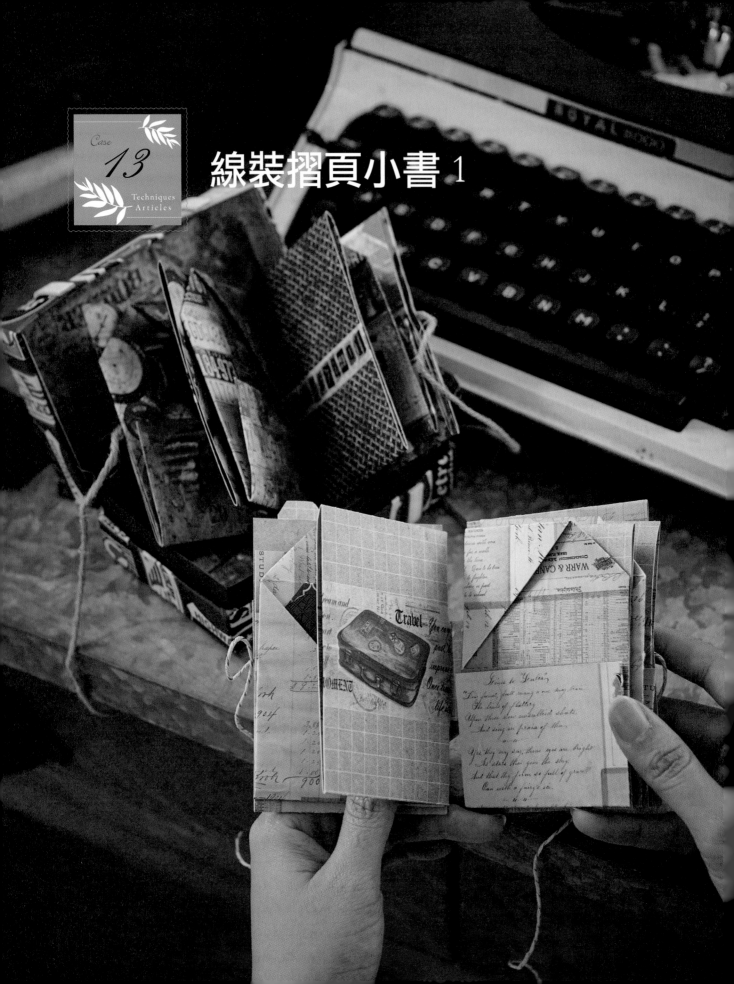

線裝摺頁小書 1

作法 *Practice*

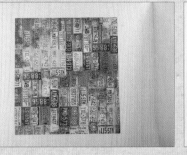

1 22.5cm × 21cm（準備 3 張，可依個人喜好製作）

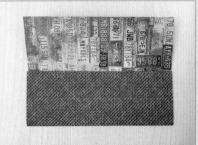

2 摺三分之一

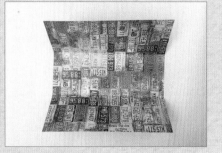

3 分 3 等份

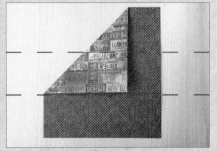

4 左上角下摺到第一條線

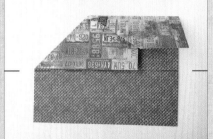

5 上方窄邊向下摺，對齊第一條線

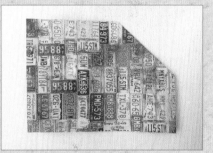

6 翻至背面

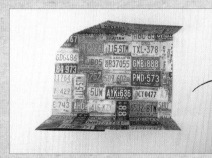

7 上下摺到中間

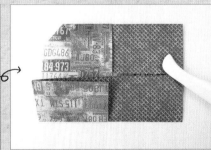

8 右邊開口貼紙膠帶

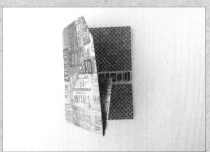

9 左向右摺

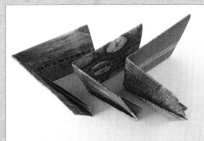

10 同樣的步驟摺 3 張

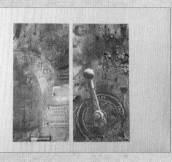

11 準備兩長條紙寬 7.8cm、長 16cm

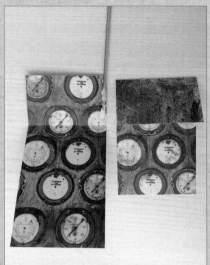

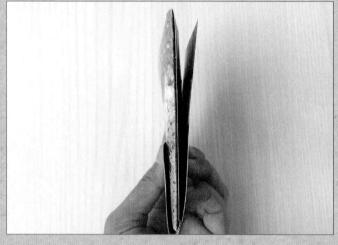

12 封面製作：可去比對內頁長度，超出的部分往上摺（左圖）

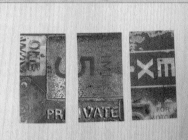

13 裁剪三張 4×6CM

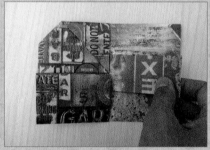

14 摺線的中心點割開約 5CM

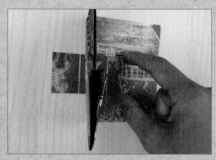

15 紙條插入置中

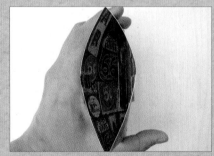

16 穿入口袋內部的紙條上膠黏貼

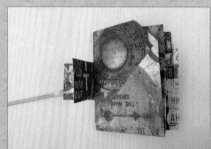

17 三組作法一樣

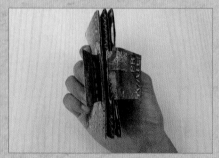

18 任兩組先對齊黏貼

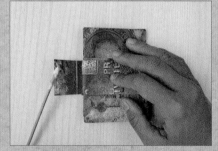

19 第三組向後黏 0.5 公分（黏在同一份紙上）

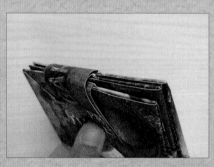

20 向前包覆三組黏在一起

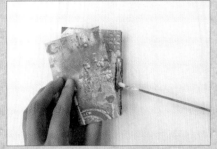

21 封面貼在內頁的前後

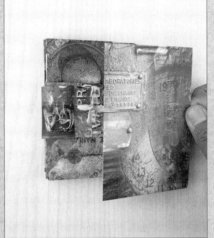

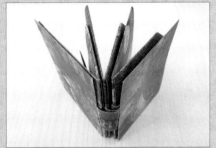

22 小書基底完成

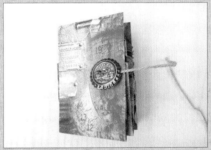

23 自由裝飾點綴

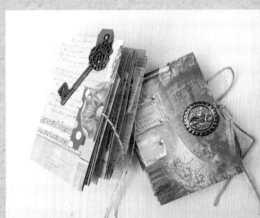

Finishing!
成品圖

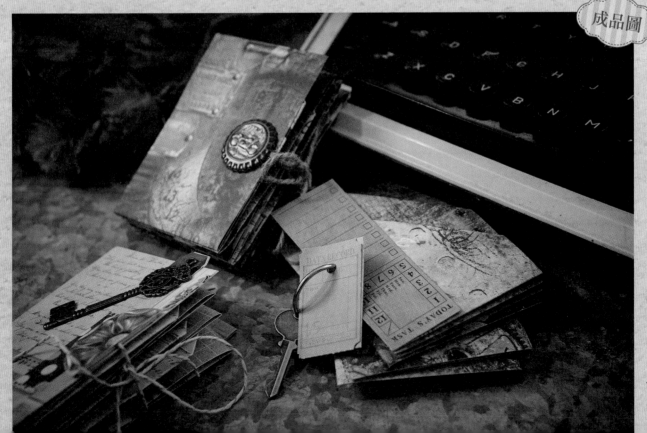

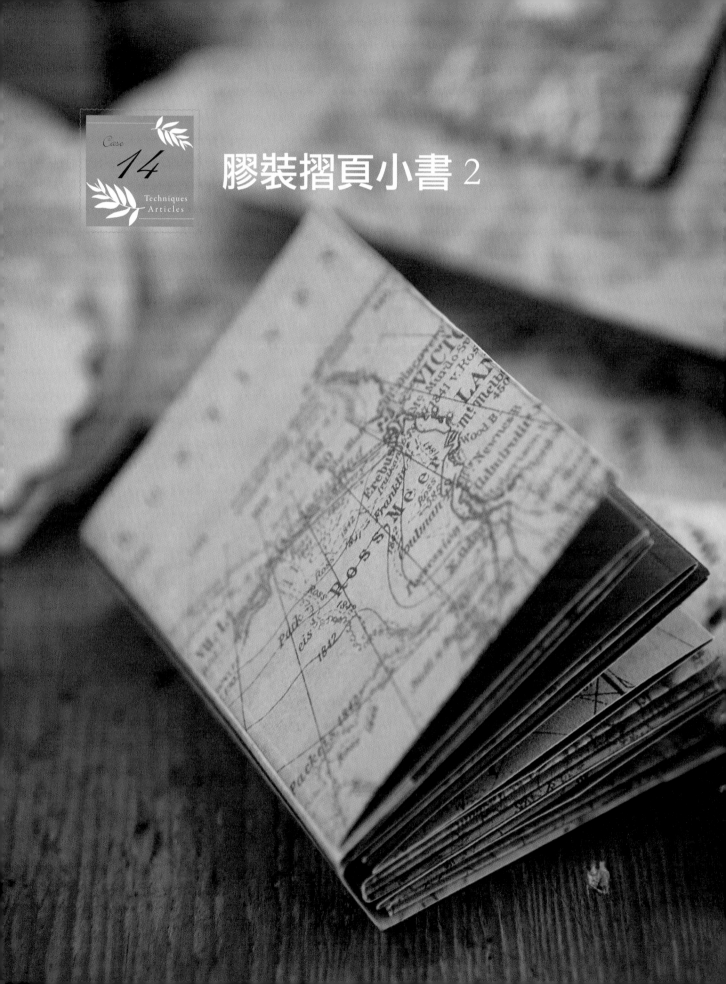

膠裝摺頁小書 2

作法 *Practice*

1 準備一張 30×30cm 的紙

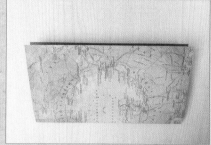

2 先將紙對摺

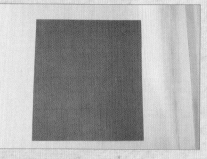

3 摺成 4 等份後轉方向

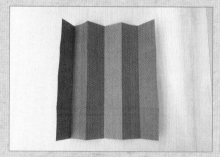

4 再摺成 6 等份

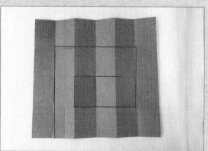

5 切割旋渦形

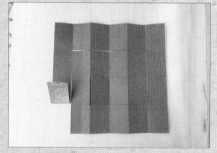

6 從左下往上摺

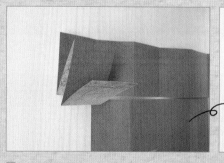

7 一正一反摺

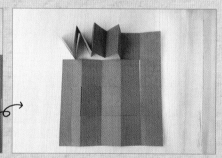

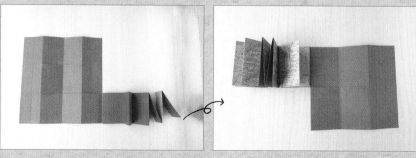

8 跟著回字型旋轉摺

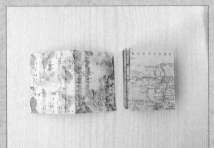
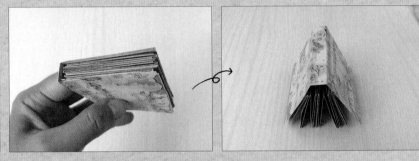

9 封面製作

10 可裁切紙張與書本大小相同黏貼

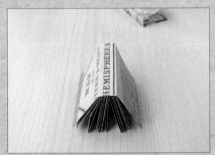
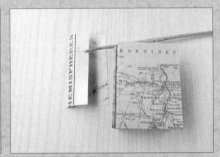

11 另外可以用拼接的方式

12 選取自己喜歡的花紋先摺出書背

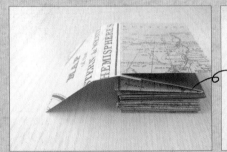
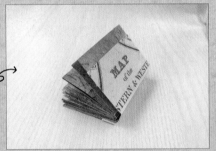

13 左右再各貼一張紙即完成封面

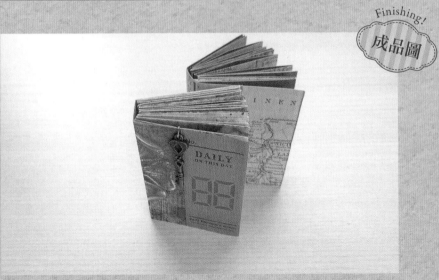

Finishing!
成品圖

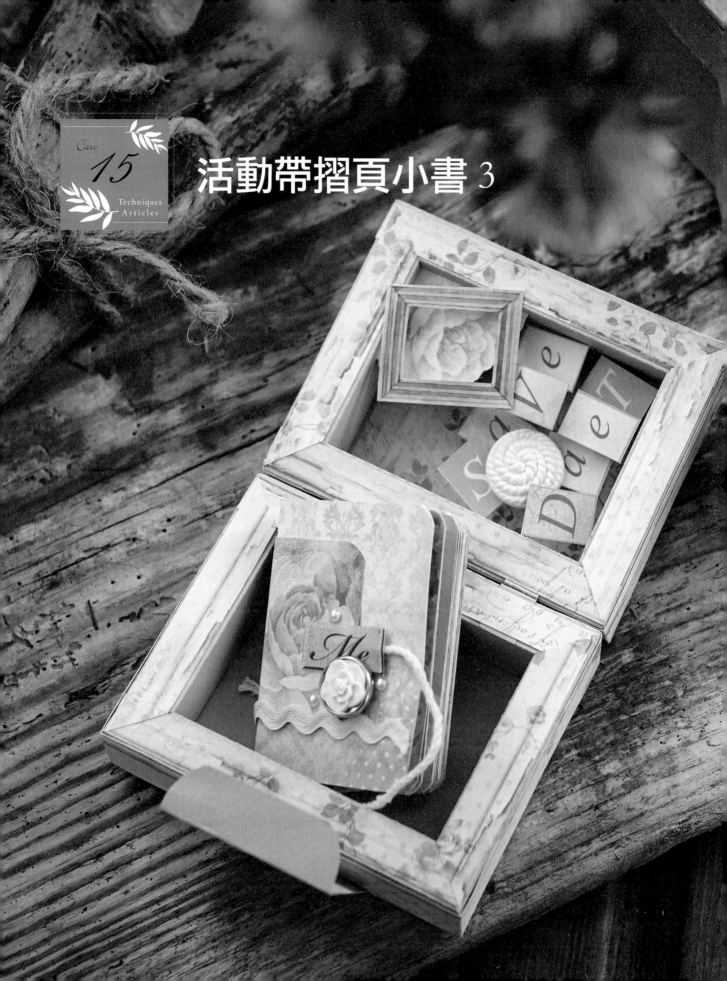

活動帶摺頁小書 3

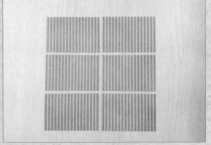

1 準備 6 張 6.5×10cm 的紙型

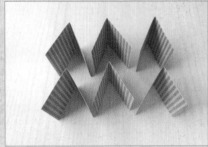

2 6 張都對摺

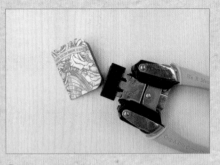

3 角邊可剪圓弧形

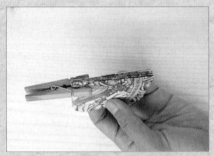

4 用小木夾靠近書背處夾緊

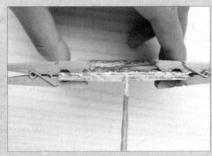

5 書背厚塗白膠

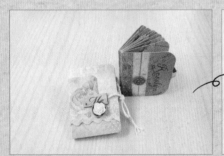

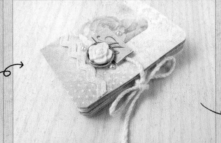

6 待乾後可進行封面及封底裝飾（製作方式可參考 P.126）

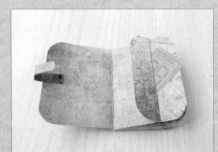

7 內頁基數（1.3.5.7）摺二分之一
　可做口袋

8 可剪小圖卡做封面扣環

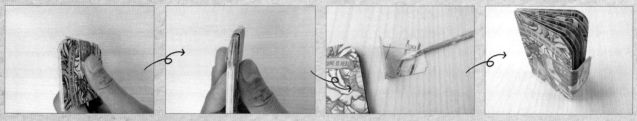

9 扣環在封面處黏實，封底可做活動裝飾

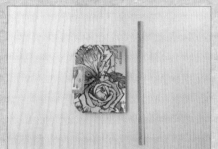

10 剪一條紙條

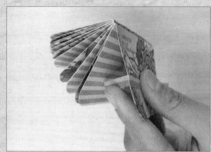

11 繞過封底

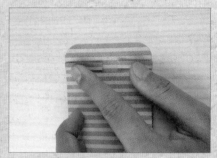

12 紙條頭尾上膠黏好

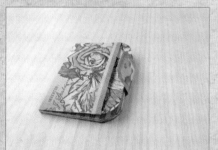

13 活動帶完成

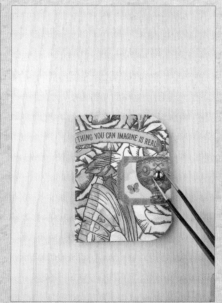

14 加上金色小珠子點綴

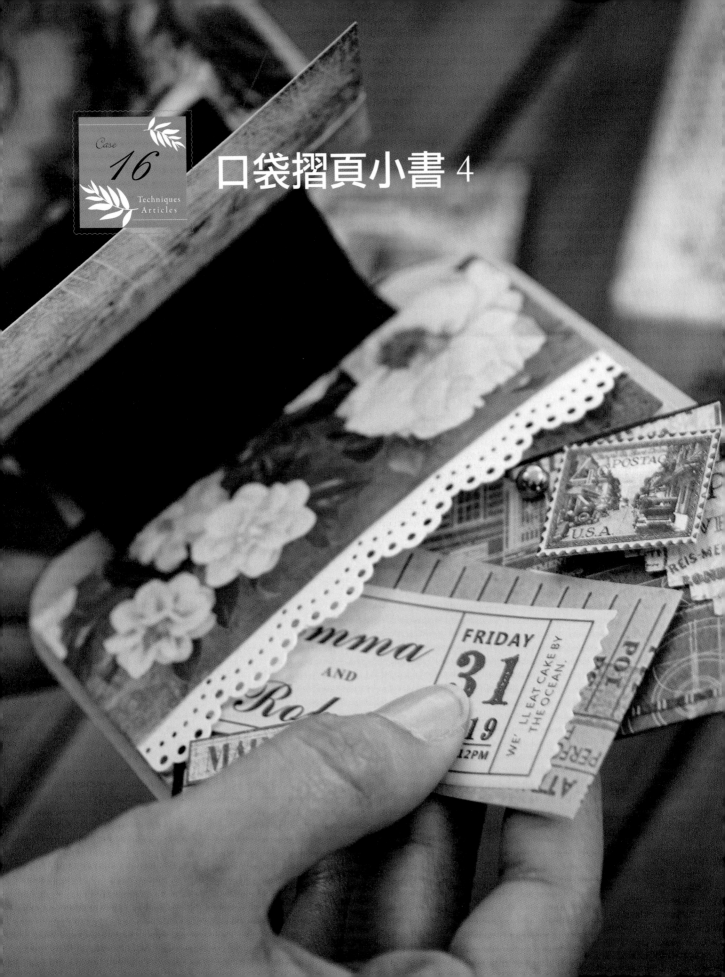

口袋摺頁小書 4

A 款 作法 *Practice*

1 6cm×10cm（底紙數張）

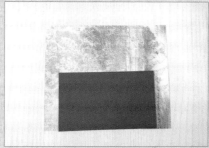

2 9×12cm（美編紙數張）

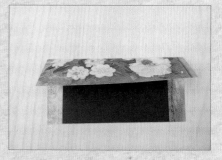

3 底紙與美編紙下方對齊居中，美編紙往下摺

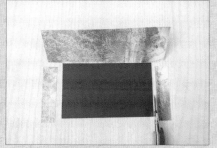

4 左右兩邊各裁去 1CM

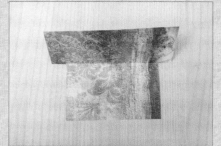

5 底紙放旁邊，美編紙由上往下摺

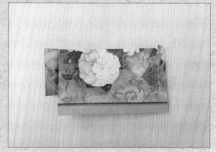

6 翻面後左右兩邊往內摺黏貼

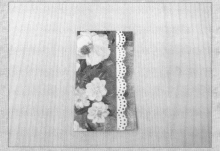

7 口袋完成，開口邊可以貼蕾絲紙（增加整體美感）

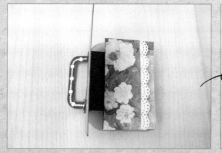
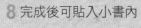

8 完成後可貼入小書內

嘉拓設計事業有限公司 www.joy-decor.com.tw
台北世貿中心 (4F-08) Tel:886-2-23776906
代理進口歐美國家 -DIY 手作材料及插畫家系列商品 (歐美月曆、文具禮品、家飾品等)。

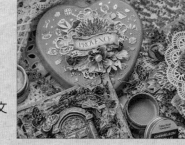

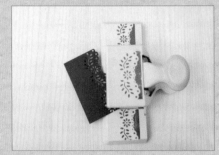

1 6cm×10cm 蕾絲紙（數張）

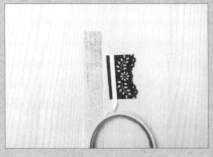

2 9×12cm（美編紙條數張）

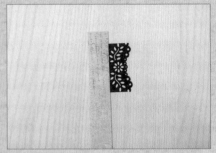

3 蕾絲紙與美編紙居中黏貼

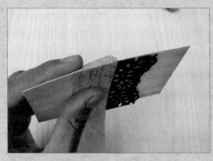

4 繞一圈在 6cm × 10cm 卡紙上

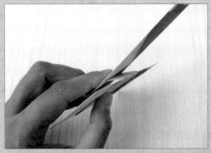

5 環繞卡紙中間

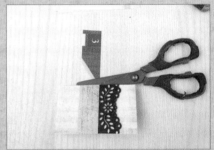

6 多出的剪掉

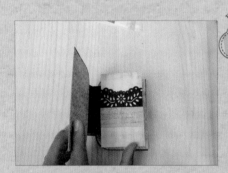

7 做好 6 張黏貼在書裡

Finishing!

成品圖

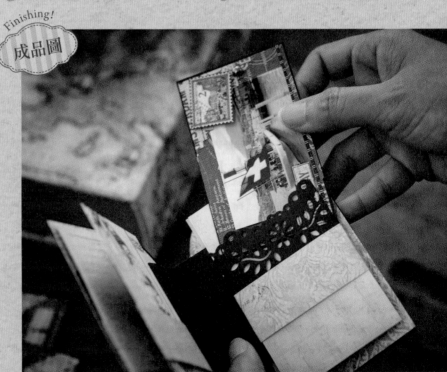

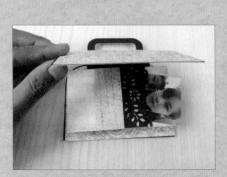

8 完成後可以放入小卡或照片

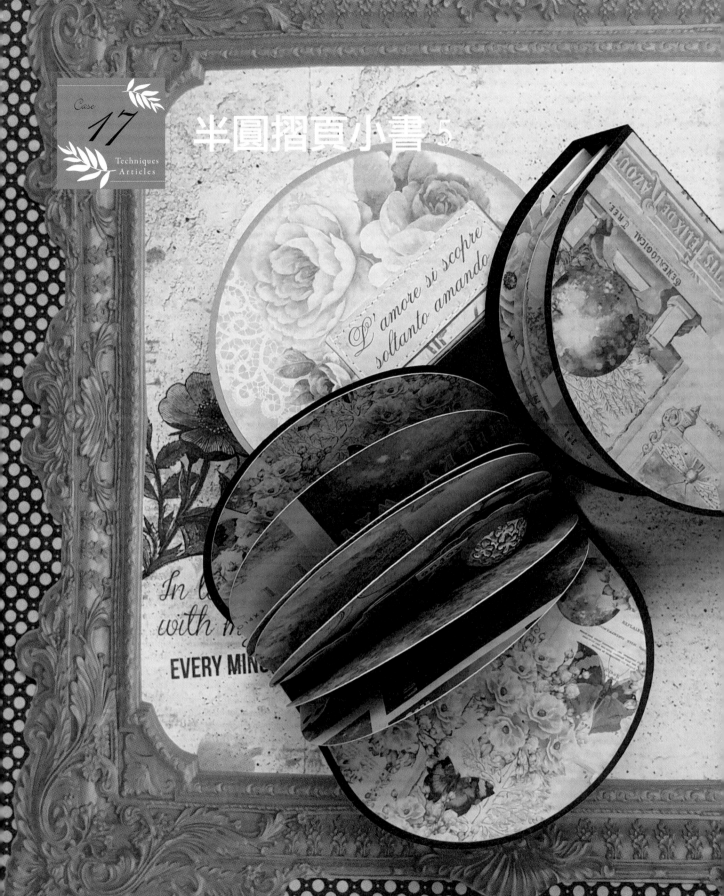

半圓摺頁小書 5

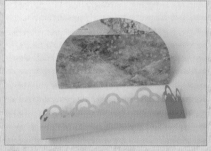

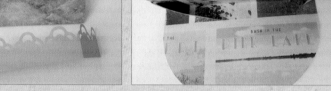

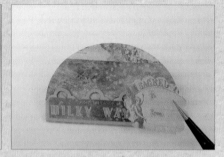

1 橢圓版型裁下來後對摺，準備1條紙蕾絲備用

2 繞一圈後，紙蕾絲頭尾黏貼

3 可運用花瓣打洞器製作素材

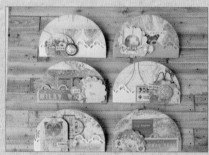

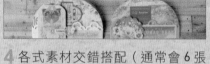

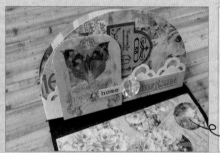

4 各式素材交錯搭配（通常會6張一起編排）

5 卡入半圓小書中

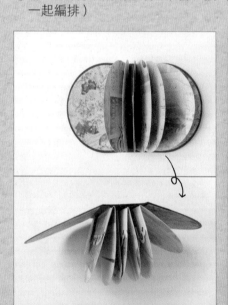

6 小書完成

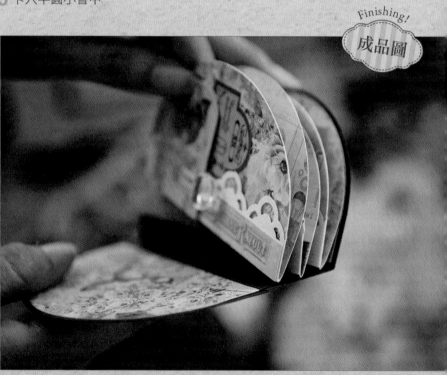

Finishing!
成品圖

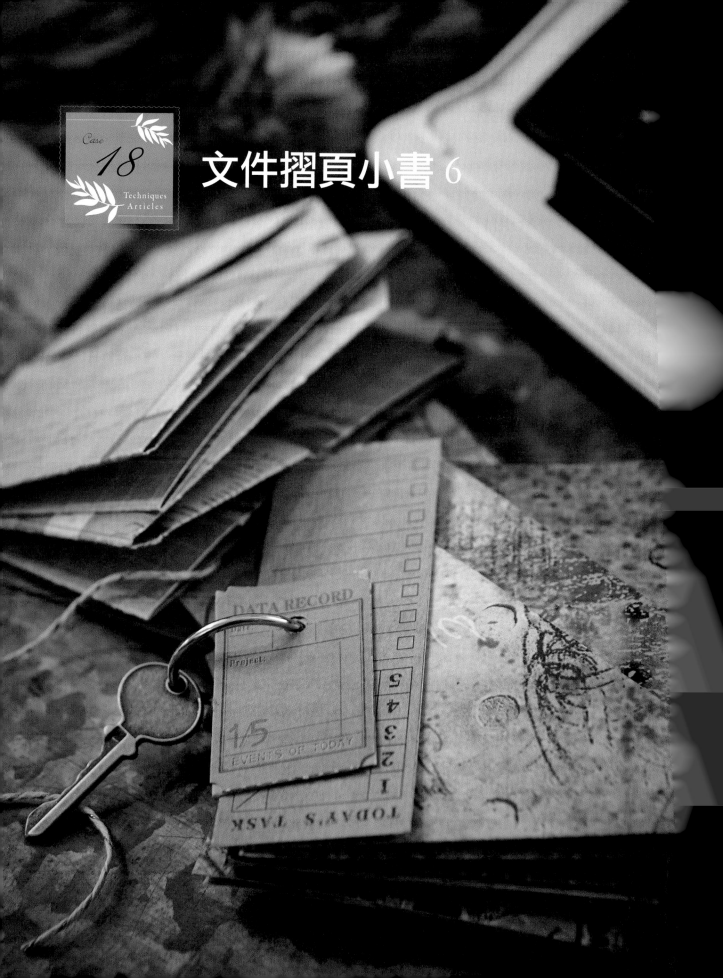

文件摺頁小書 6

1 15.5cm×20.5cm（準備數張）

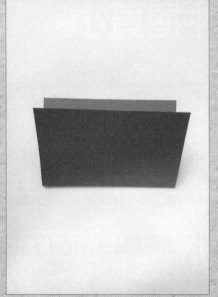

2 上下對摺

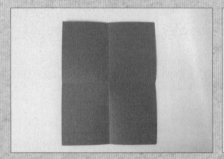

3 左右對摺成十字

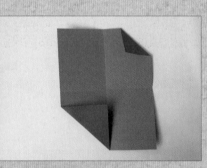

4 左下角往上摺對齊中線，右上角往下摺至同一格的一半

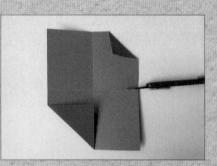

5 右半邊中線剪開

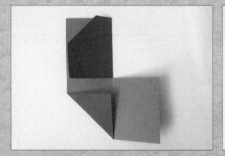

6 右邊往左摺

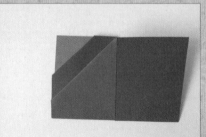

7 下方往上摺

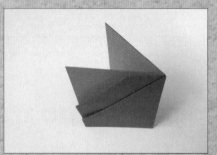

8 左右對摺，完成

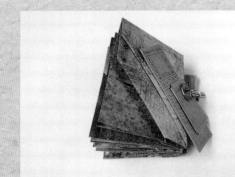
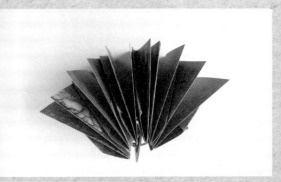

Finishing!
成品圖

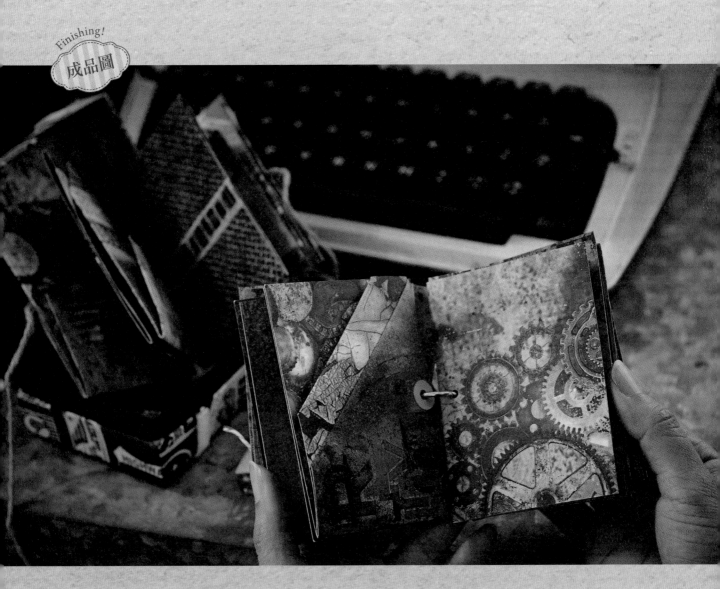

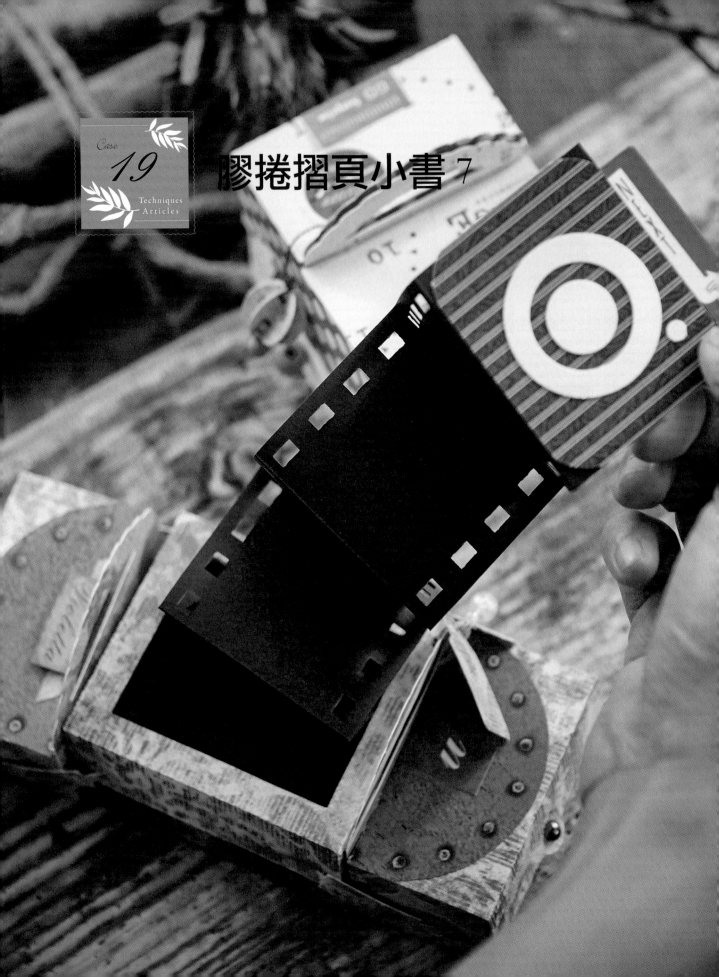

膠捲摺頁小書 7

作法 *Practice*

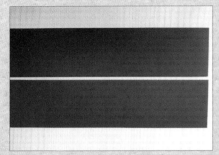

1 6cm×27cm 的紙 2 張（想要更多頁可以自行再加）

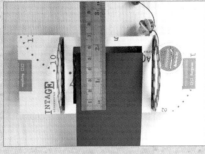

2 每 6cm 摺一段

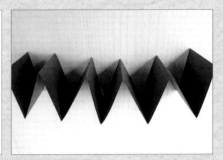

3 摺成波浪狀

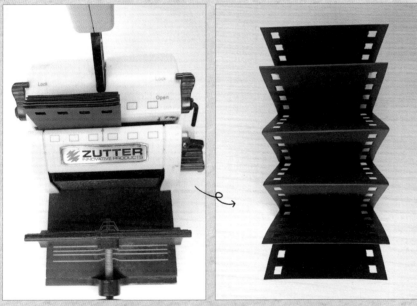

4 可用小書機做底片邊緣（沒有工具也可以自己割或用筆畫格子）

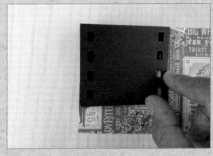

5 裁切一張美編紙做封面，只要比摺頁小書大一點即可

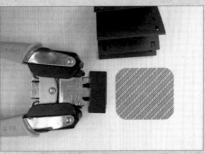

6 封面可修剪角邊

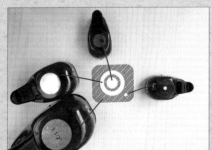

7 運用打洞器做鏡頭

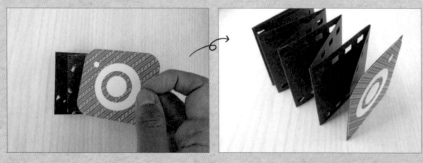

8 封面與小書黏貼

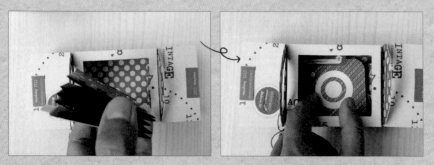

9 另一頭黏入盒中即可

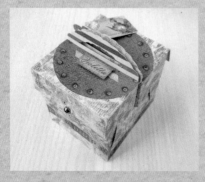

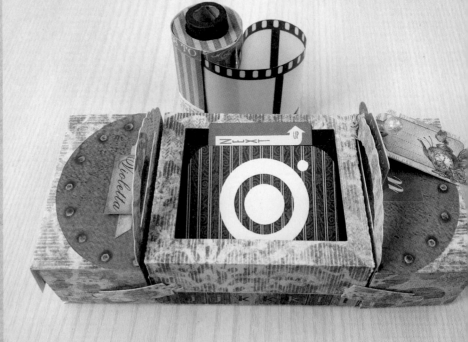

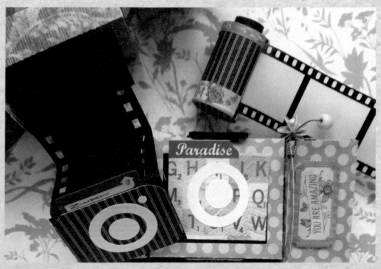

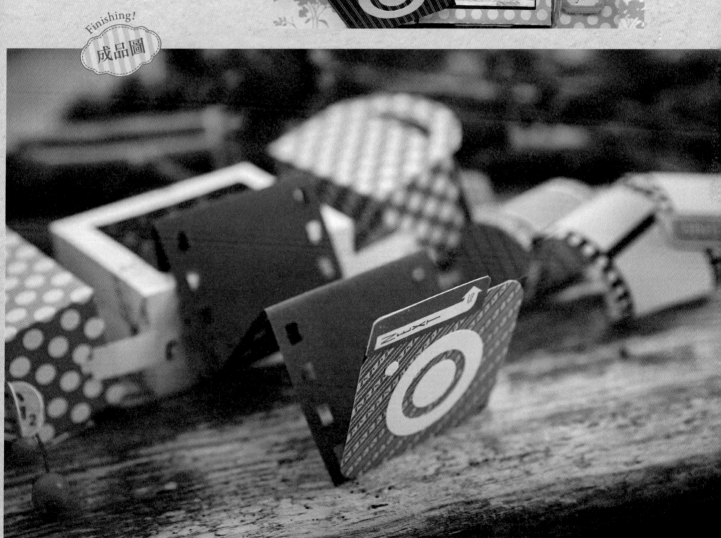

Finishing!
成品圖

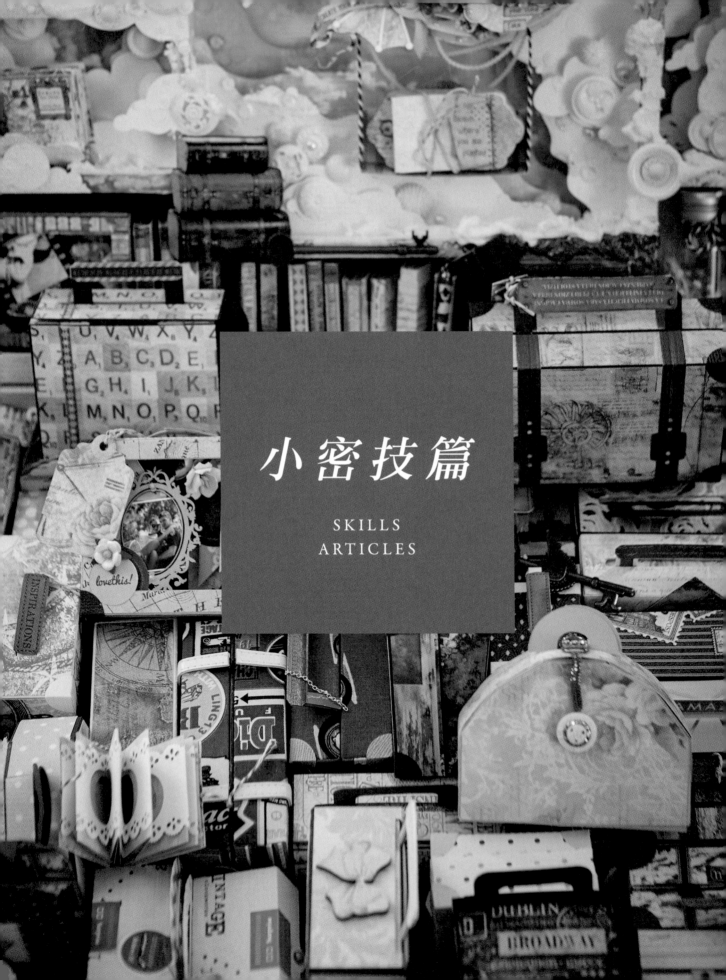

小密技篇

SKILLS
ARTICLES

隱形摺線技法

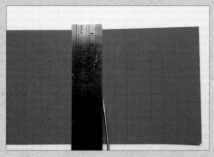

將紙張放在軟墊上，用錐子壓線即可

紙盒作品 精緻度技法

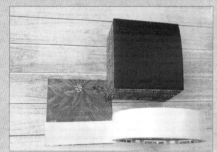 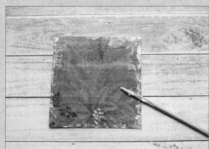 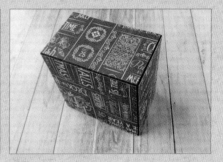

紙張怕水分過多的膠，建議大面積上雙面膠，邊緣補上白膠即可

造型相框技法

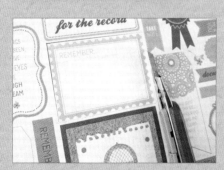 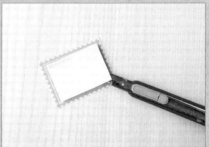

可選擇現有印好圖案的紙張，中間鏤空後背後貼泡棉膠和照片即可

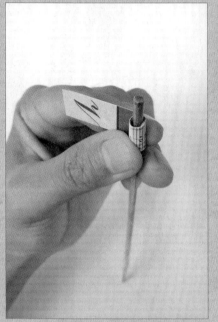
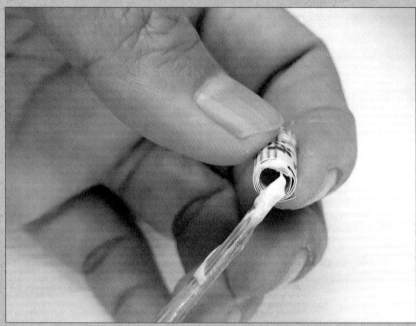

1. 可捲不同高低的小紙捲代替泡棉膠，黏貼時可厚塗白膠

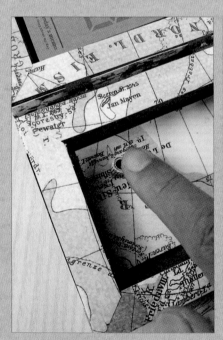
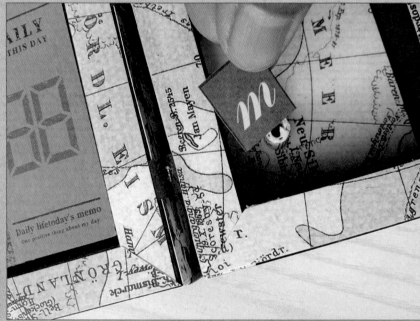

2. 作品會因為紙捲高低不同產生不一樣的層次感

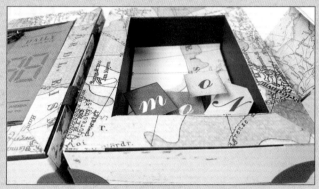
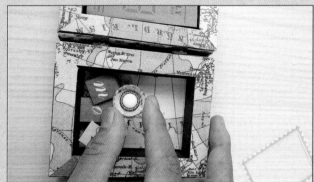

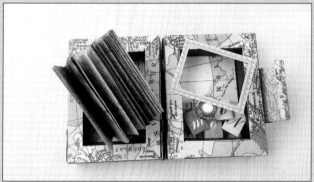
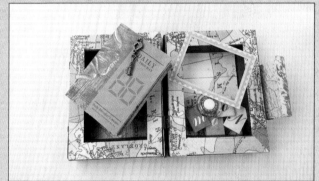

提把裝飾技法 1

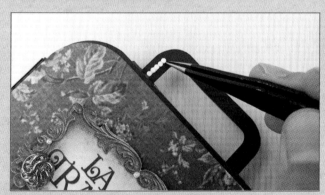
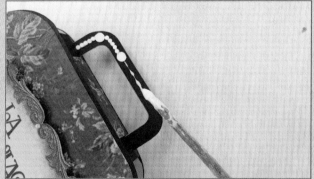

先貼 5 顆小圓點，再放一顆較大圓點，重複循環此步驟即可

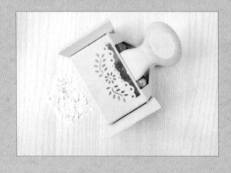

花邊打洞器在製作紙蕾絲時，所掉下來
的圓點，平時可收集在一個袋子備用
（這些小圓點可以用來點綴成品）

提把裝飾技法 2

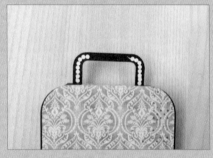 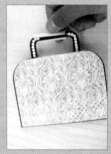

1 左右各排列一排相同大小的
圓點

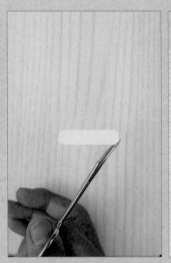 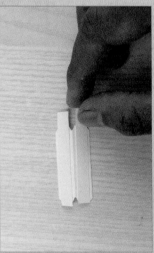 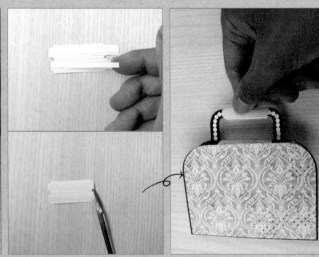

2 中間剪長條

3 紙條往上貼實，每層越
來越細

4 因為紙張本身厚度的落
差，產生提把的浮雕感

畫面突顯技法

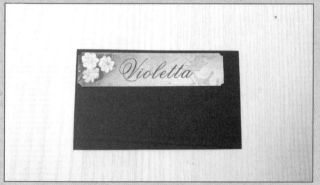
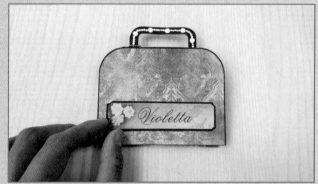

可將圖卡貼在黑紙上裁切留點黑邊框,讓作品畫面更加立體

立體紋路相框技法

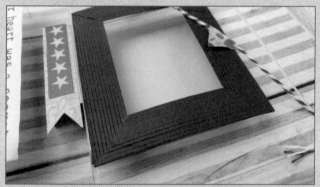
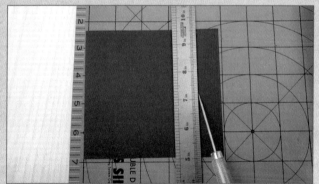

1 紙張放在切割墊上,用錐子壓紋路

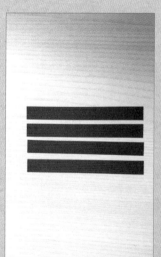
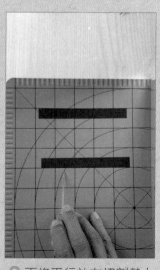
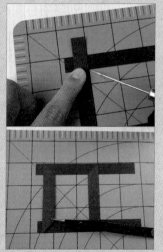
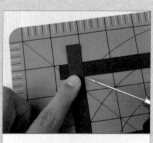
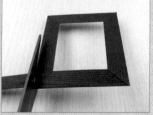

2 切成四條(寬約1cm,長度可以自己調整)

3 兩條平行放在切割墊上

4 另兩條垂直放在紙條上,十字交叉切斜線

5 拼接起來後,將多餘的紙剪掉

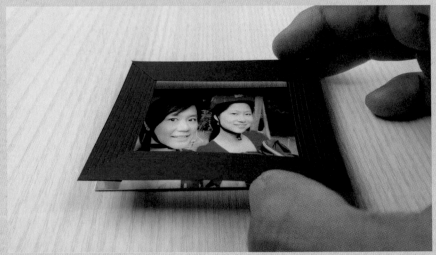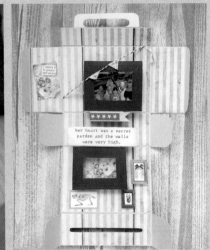

6 立體紋路相框完成

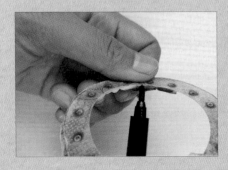

將泡棉膠的邊緣塗上黑色，就不易被看出來

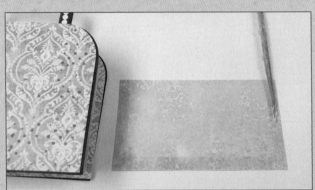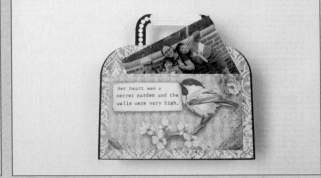

在圖卡上ㄩ部位貼雙面膠，即可完成一個口袋

提把黏貼位置

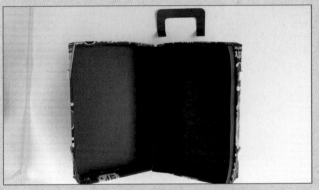
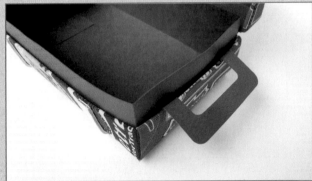

提把下方左右兩邊稍摺 1CM，黏貼在底盒邊緣

布盒黏貼的基本技法

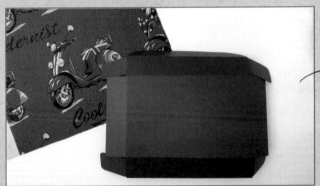
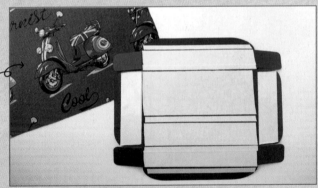

1 紙面貼滿雙面膠

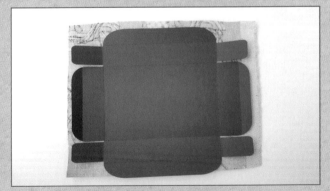
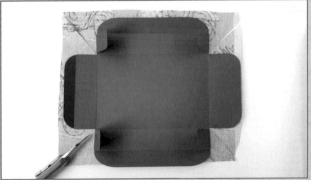

2 黏貼在布上

3 四角切斜線

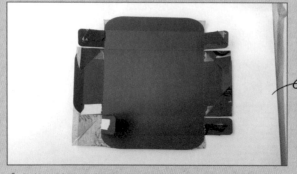

4 角落用雙面膠黏貼包覆

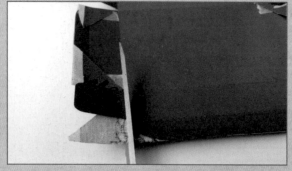

5 布遇到摺線都要剪開再黏貼

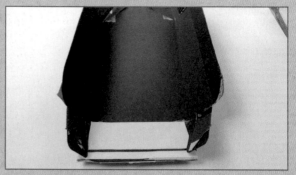

6 盒子左右先黏貼

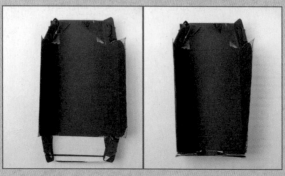

7 邊邊都向內包覆起來

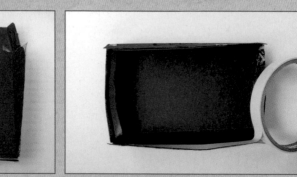

8 雙面膠黏貼即可

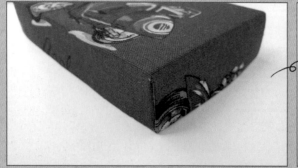

9 黏貼完成

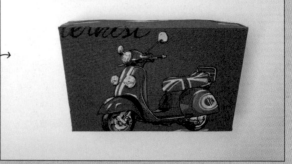

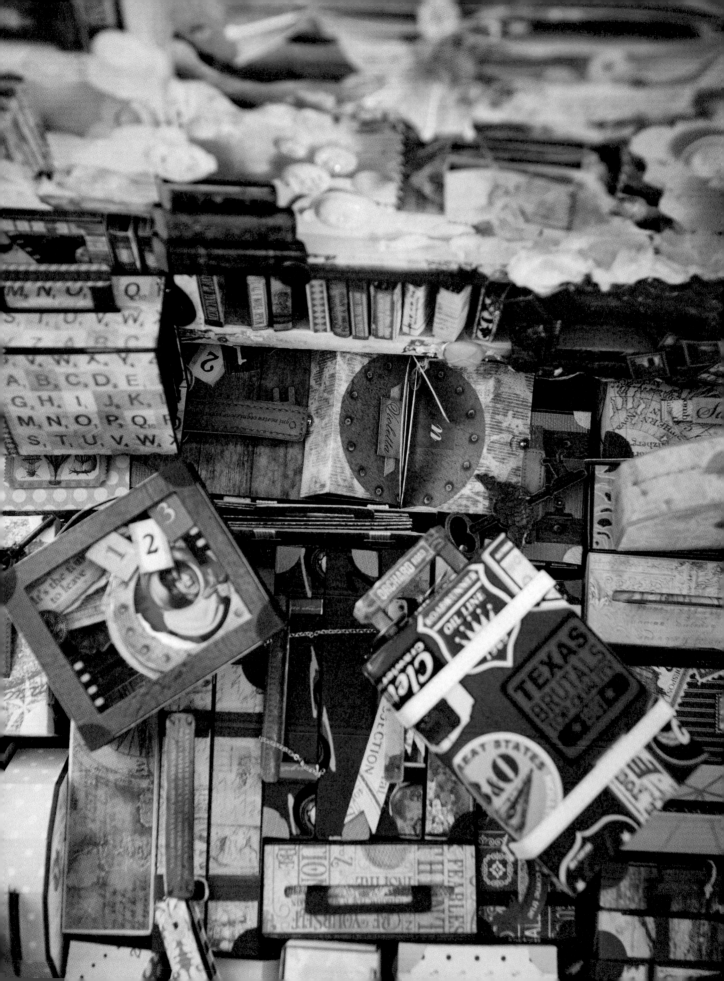

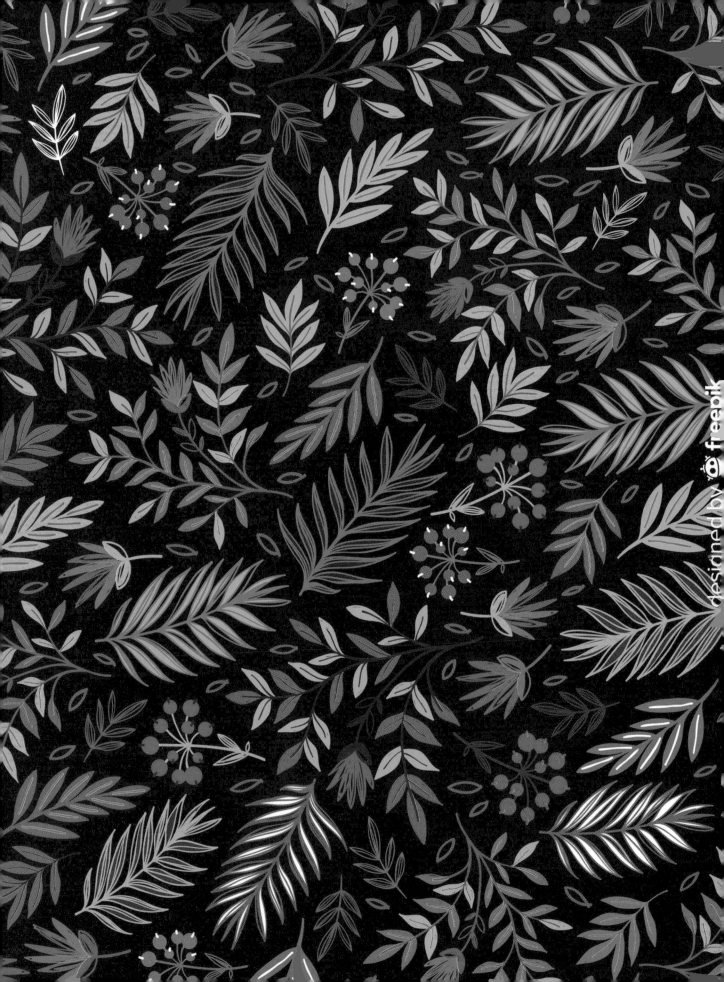

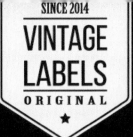
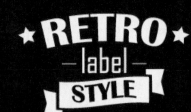
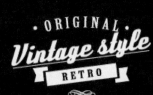
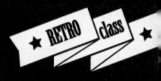
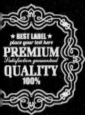
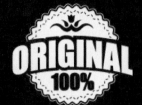
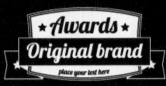
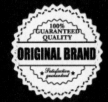
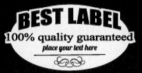
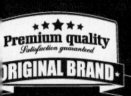
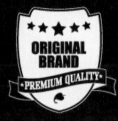
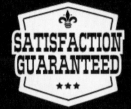
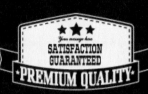
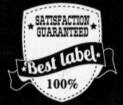
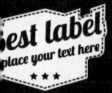
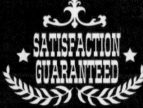
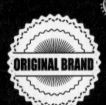
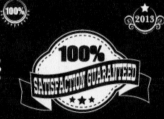
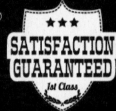
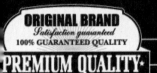
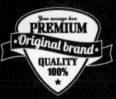
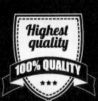
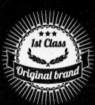
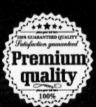
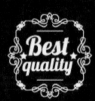
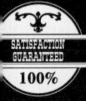
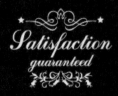
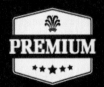
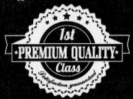
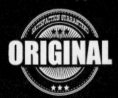
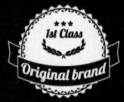

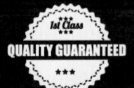

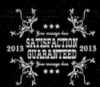

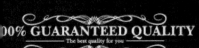
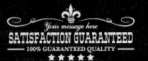

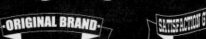
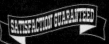
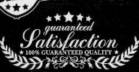

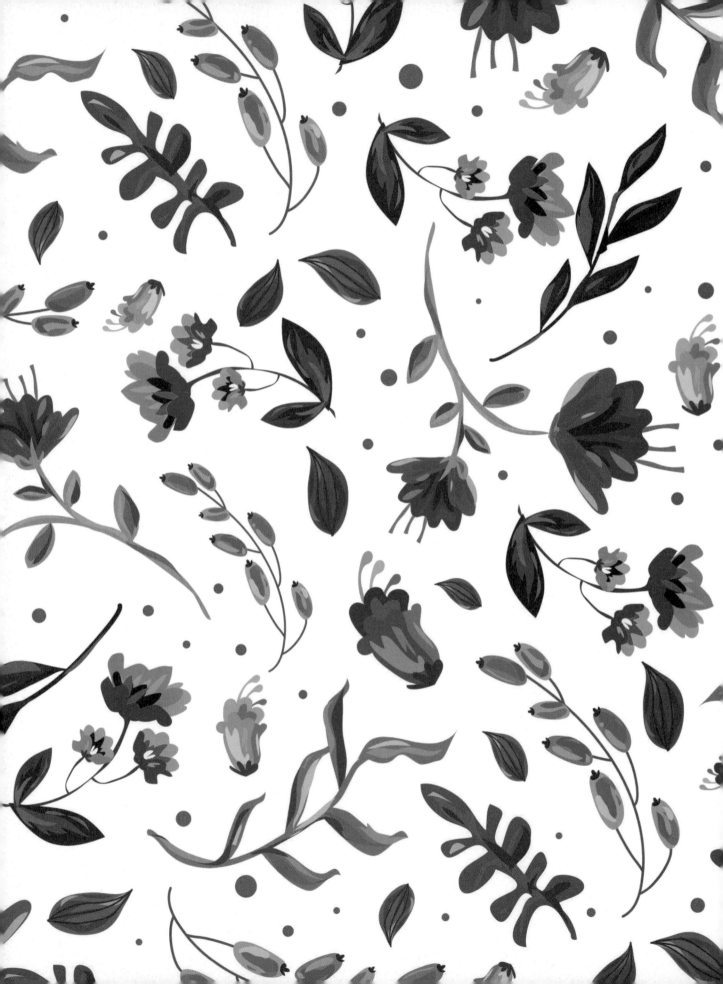

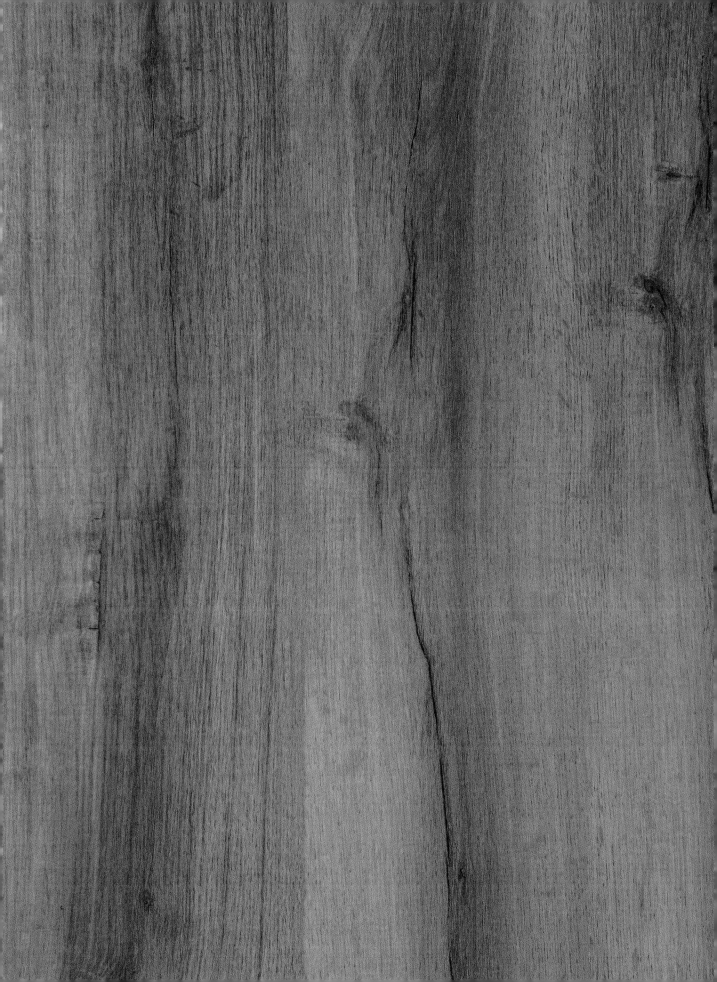

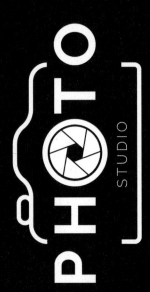

PHOTO
STUDIO

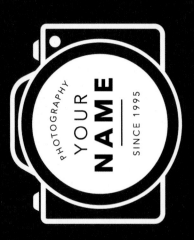

PHOTOGRAPHY
YOUR
NAME
SINCE 1995

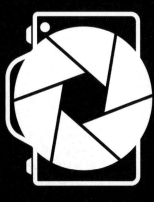

POINTOFVIEW
PHOTOBOOK

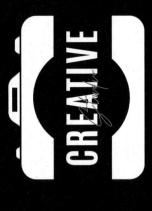

CREATIVE

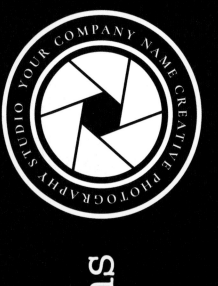

YOUR COMPANY NAME CREATIVE
PHOTOGRAPHY STUDIO

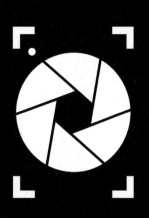

CREATIVITY
FILMMAKERS

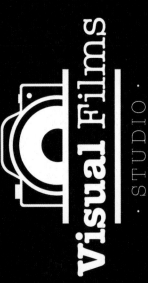

Visual Films
· STUDIO ·

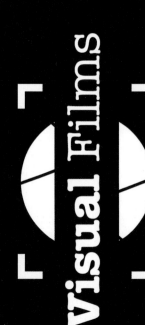

Visual Films

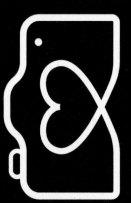

LOVEPHOTOGRAPHY
STUDIO CREATIVE

版型
Pattern

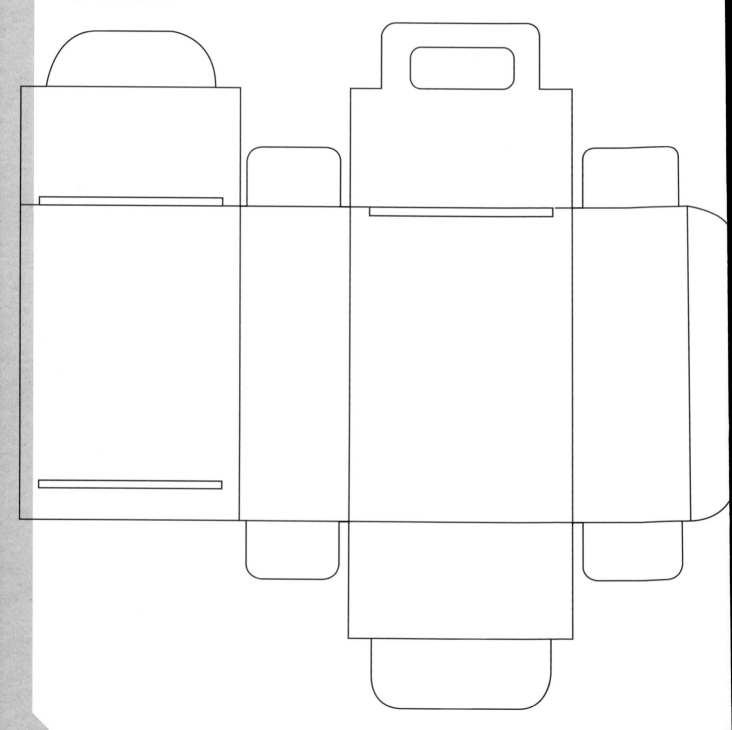

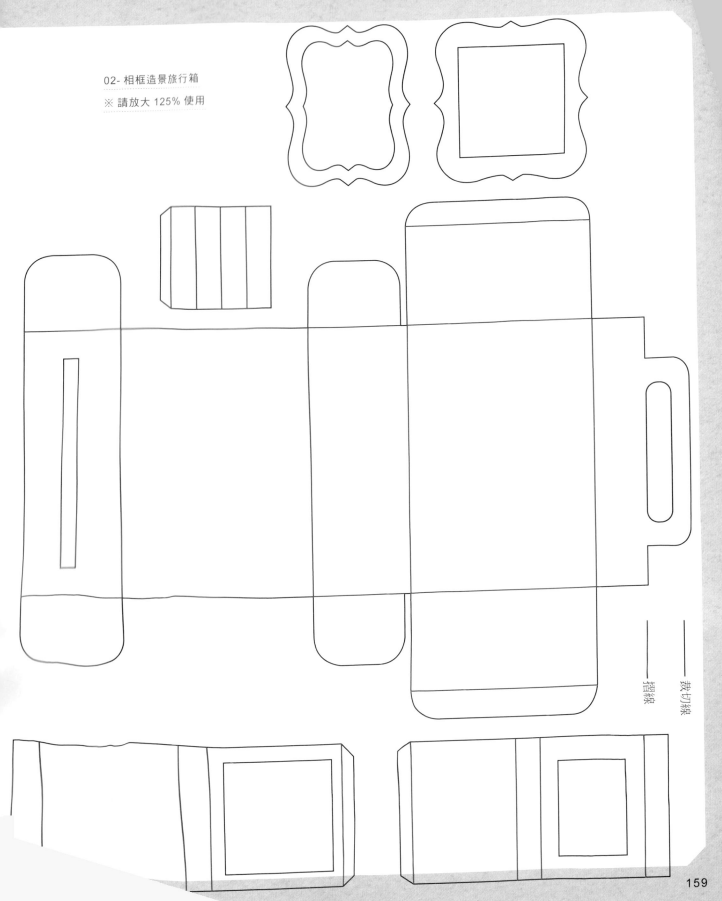

02- 相框造景旅行箱

※ 請放大 125% 使用

裁切線

摺線

03- 三層旅行箱

※ 請放大 125% 使用

切割線

摺線

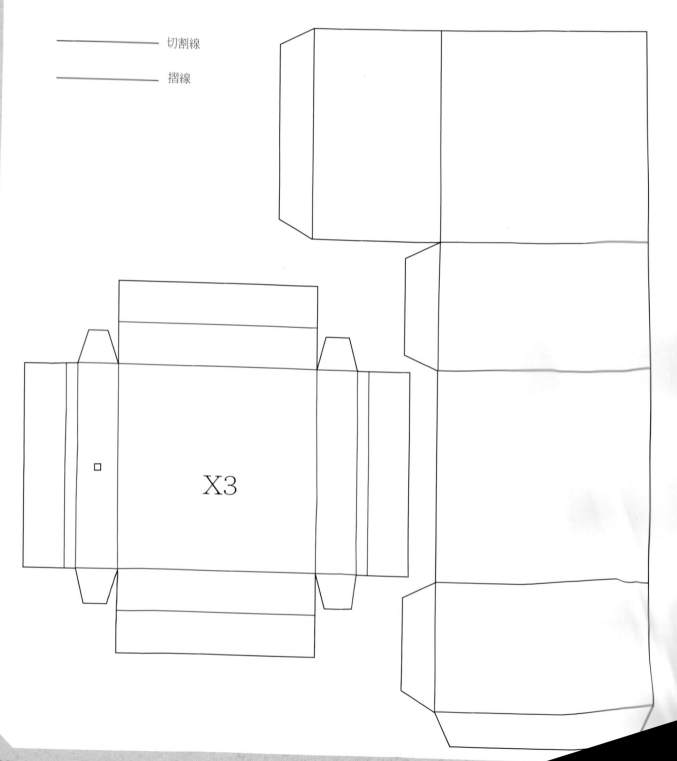

X3

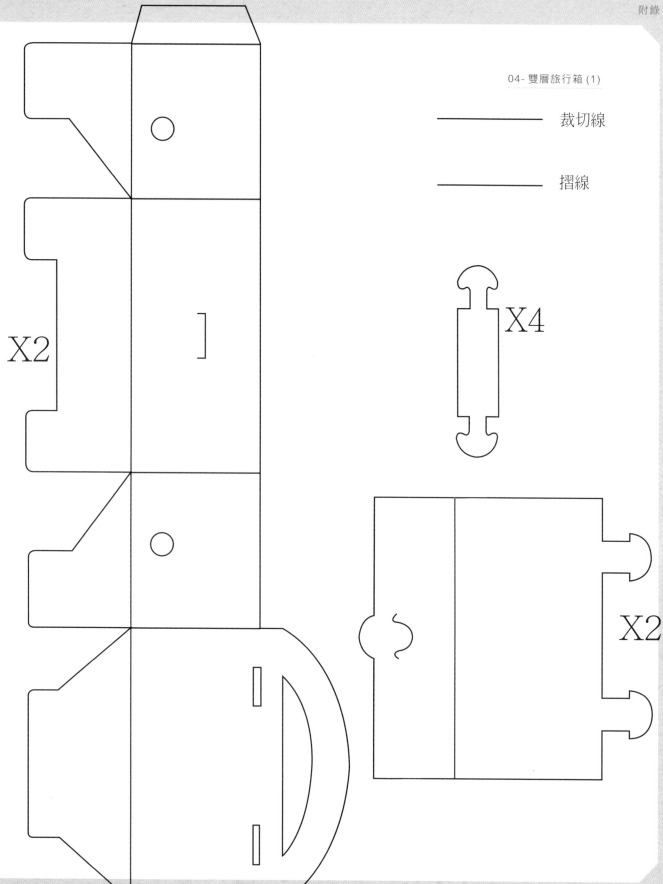

04- 雙層旅行箱 (1)

裁切線

摺線

X2

X4

X2

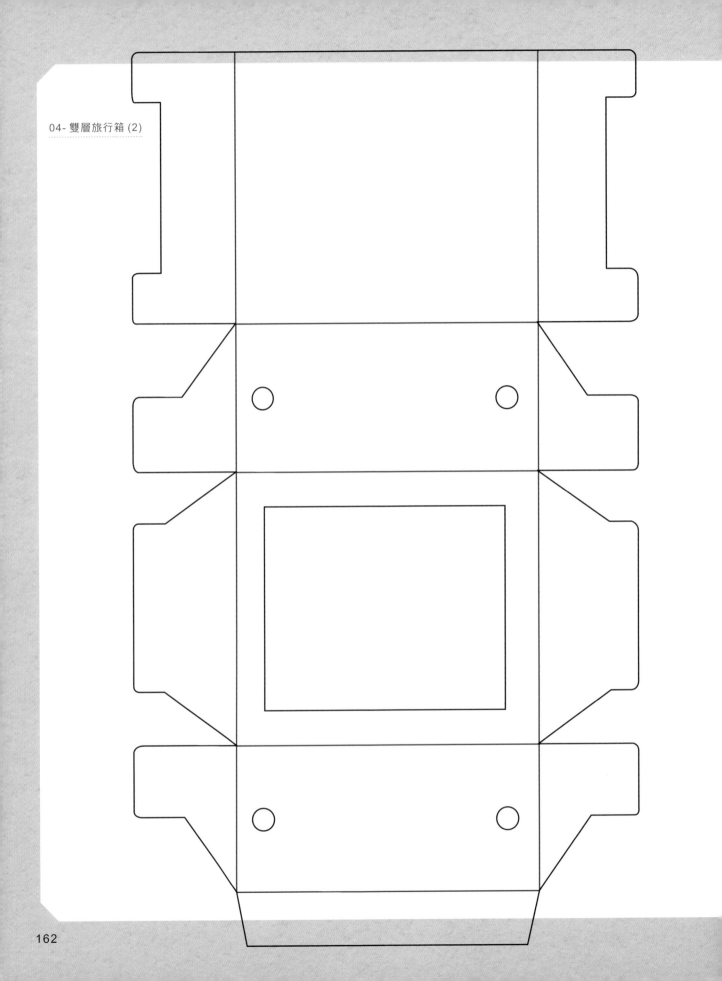

05- 口袋小書旅李箱

※ 請放大 125% 使用

——— 裁切線

——— 摺線

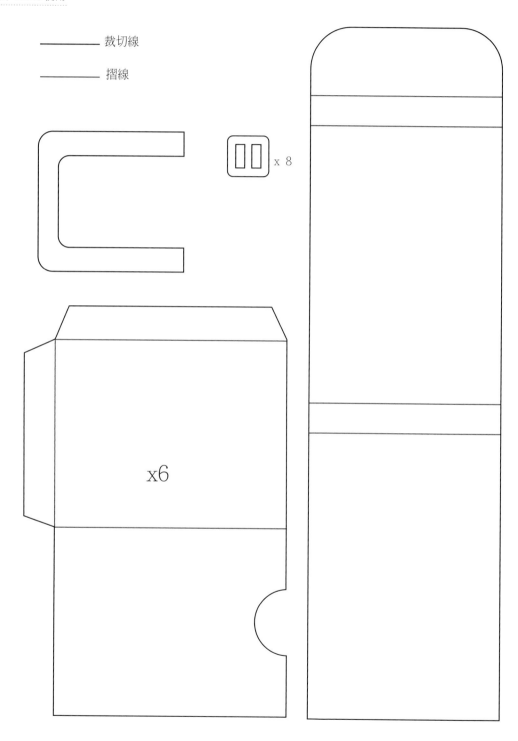

x 8

x6

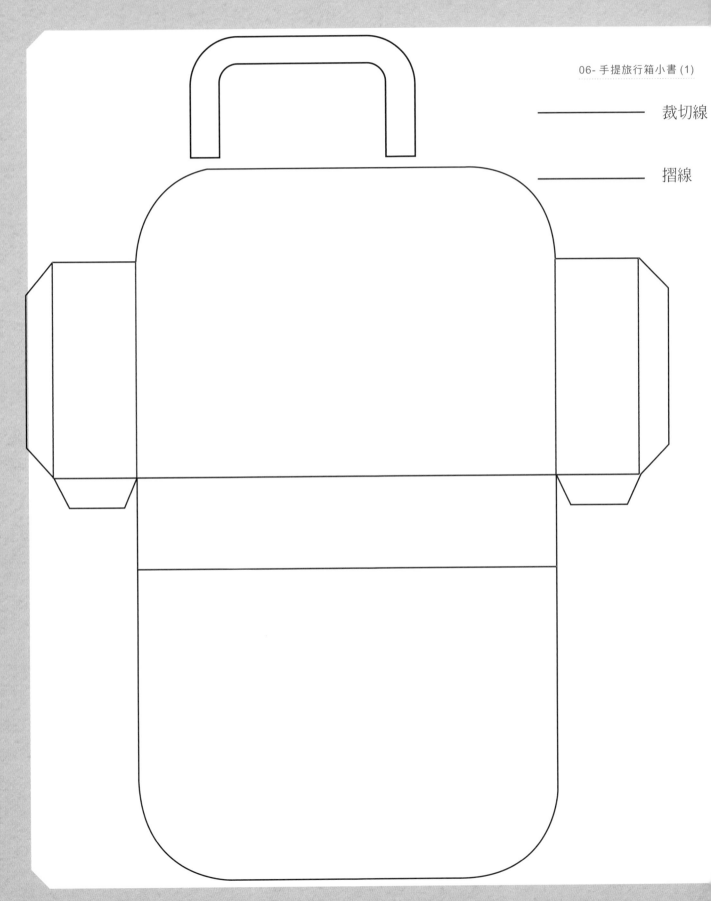

裁切線

摺線

06- 手提旅行箱小書 (2)

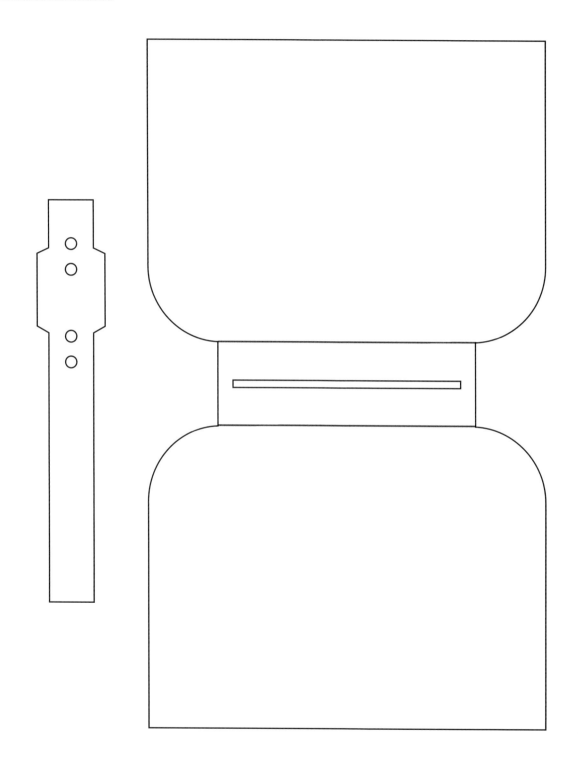

裁切線

摺線

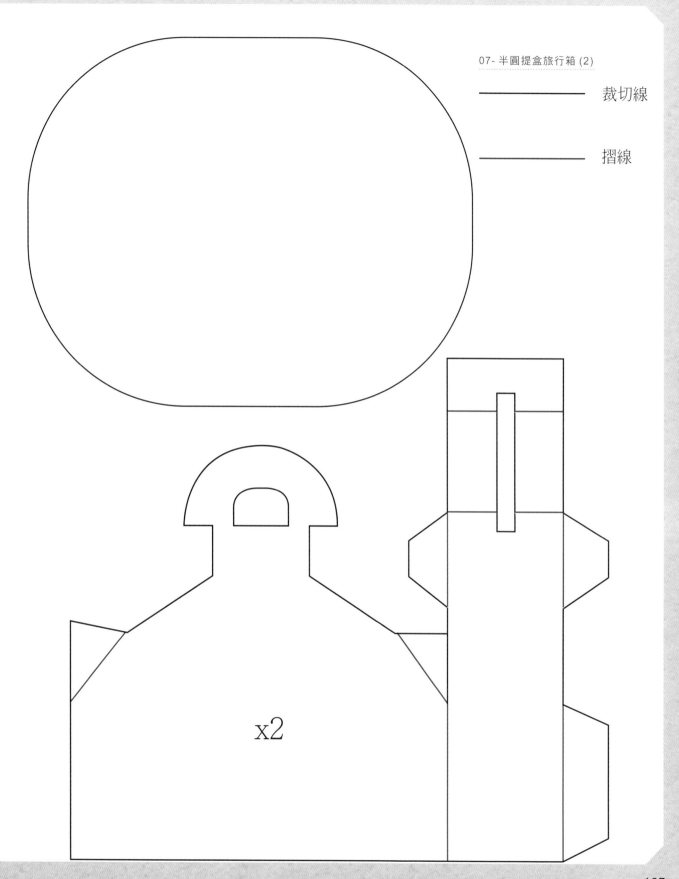

07- 半圓提盒旅行箱 (2)

————— 裁切線

————— 摺線

x2

08- 立體旅行箱造景

※ 請放大 125% 使用

裁切線

摺線

09- 摺頁提箱小書 (1)

―――――――― 裁切線

―――――――― 摺線

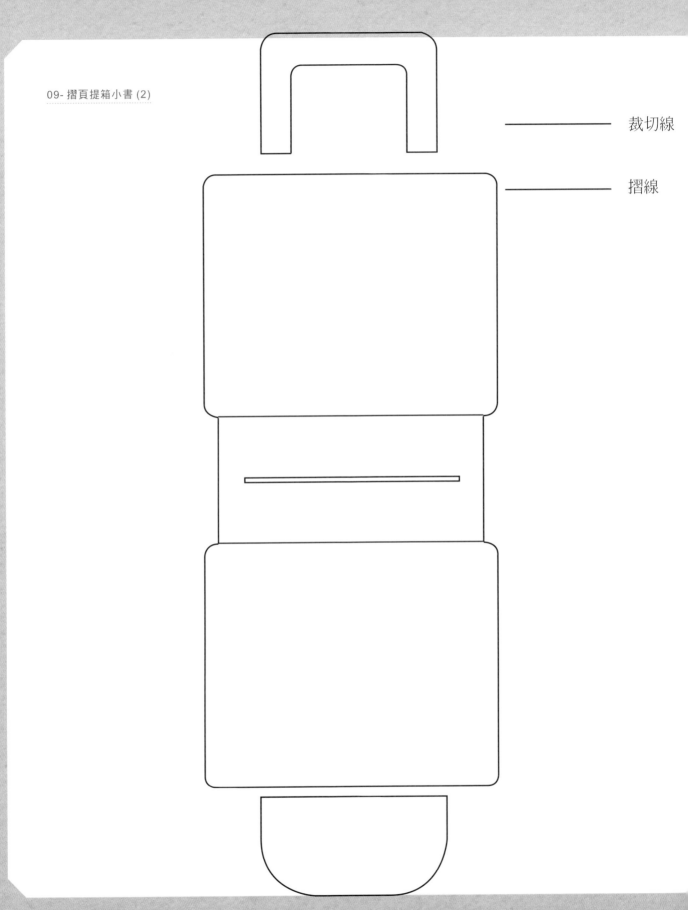

裁切線

摺線

10. 驚喜彈跳旅行箱

※ 請放大 150% 使用

裁切線

摺線

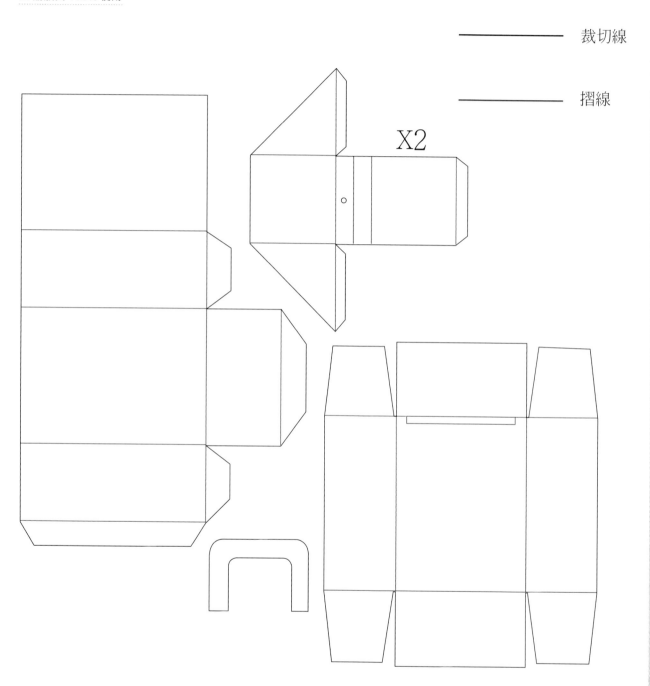

X2

11- 雙立體框旅行提箱

※ 請放大 125% 使用

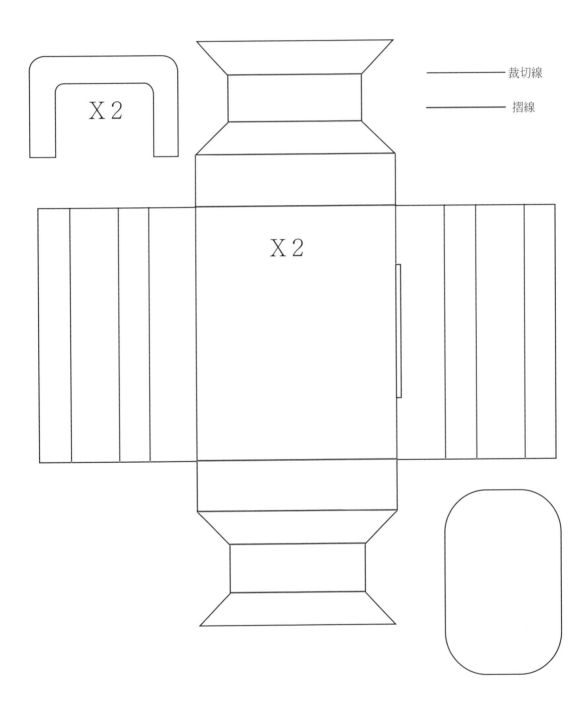

裁切線

摺線

X 2

X 2

12- 寶盒旅行箱 ※ 請放大 125% 使用

―――― 裁切線
―――― 摺線

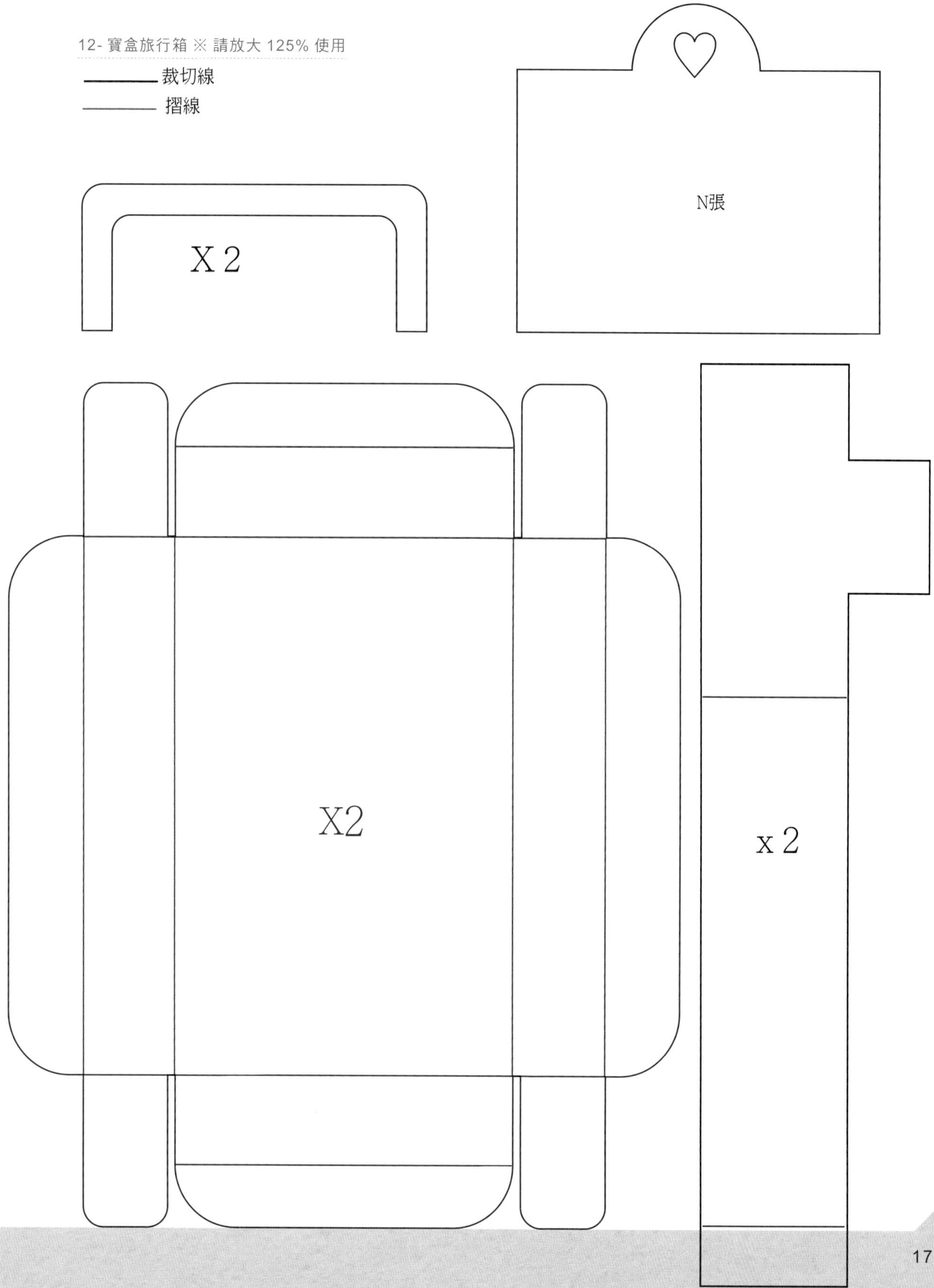

X 2

N張

X2

x 2

13- 機關鎖旅行箱

※ 請放大 150% 使用

裁切線

摺線

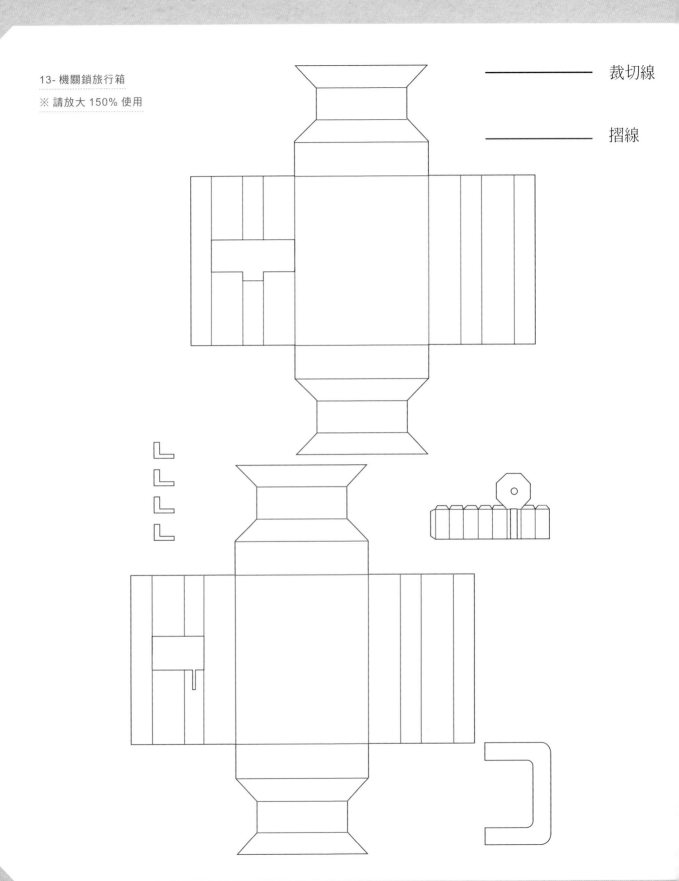

Orange Life 11

卡若琳的立體紙機關
—— 提著手作旅行箱出國去

作者：卡若琳 著

作　　者　　卡若琳 Carolina Chung
總 編 輯　　于筱芬 CAROL YU, Editor-in-Chief
副總編輯　　謝穎昇 EASON HSIEH,Deputy Editor-in-Chief
行銷主任　　陳佳惠 IRIS CHEN, Marketing Manager
美術編輯　　亞樂設計 S_Dragon
製版／印刷／裝訂　　皇甫彩藝印刷股份有限公司
贊助廠商

JOY-DÉCOR　　紙博館
紙/素/材/專/家

──────── 出版發行 ────────

橙實文化有限公司CHENG SHIH Publishing Co., Ltd
粉絲團https://www.facebook.com/OrangeStylish/

──────── 編輯中心 ────────

ADD／桃園市大園區領航北路四段382-5號2樓
2F., No.382-5, Sec. 4, Linghang N. Rd., Dayuan Dist., Taoyuan City 337, Taiwan (R.O.C.)
TEL／（886）3-381-1618　FAＸ／（886）3-381-1620
MAIL: orangestylish@gmail.com
粉絲團https://www.facebook.com/OrangeStylish/

──────── 經銷商 ────────

聯合發行股份有限公司
ADD／新北市新店區寶橋路235巷弄6弄6號2樓
TEL／（886）2-2917-8022　FAＸ／（886）2-2915-8614
初版日期 2020年5月

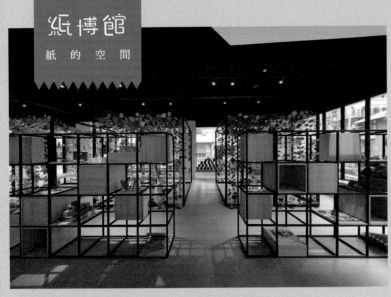

紙博館 紙的空間

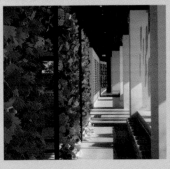
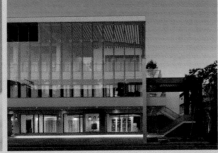

 ### 專屬紙的場所

紙博館創立於1988年，初期以事務用紙為主要銷售品項。自1995年以後，紙博館為滿足廣大圖書文具及生活百貨等消費族群的需要，首先以『紙博館』這個品牌行銷全台，並且於2019年成立了『紙博館 紙的空間』藝術設計展覽場，陳列多元美術紙、特殊紙材及相關設計書籍與手作書籍，包含許多手工藝、設計類和多媒材結合的範例，以及紙材設計、印刷品加工的運用。

我們期許透過『紙博館 紙的空間』，讓大眾能有一個專屬於紙的展覽場所，讓人們體驗除了紙張以外，與各種複合媒材結合，帶出多變的作品，誠摯的邀請您一同徜徉在這紙海裡，感受每種紙材帶來的美好，以及手作DIY的感動。

藉此展場寓教於樂，提升國人的美學素養，更加了解紙材、印刷加工與多媒材的活潑運用，並希望各方達人和先進們不吝指教。

館內特色

- ↘ 收藏約有5000~6000種紙種，含紙樣冊
- ↘ 約有2~3萬色的紙材
- ↘ 許多國外平面設計類書刊
- ↘ 具教學氛圍
- ↘ 知性講座
- ↘ 活潑歡樂之手作課程

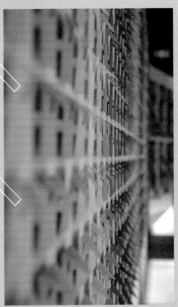
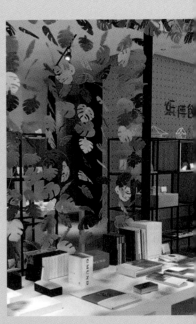

入館需知

- ↘ 一般民眾皆可自由參觀
- ↘ **營業時間：星期一至星期日 9:00~18:00**
  (如因營運需求彈性調整營業時間，將另行於臉書公告。)
- ↘ 團體預約方式：FB粉絲專頁私訊或電話預約
- ↘ 預約專線：04-25627099

↘ **紙博館 紙的空間**
台中市神岡區神林路11號
04-25627099　🅕 紙博館 紙的空間

FB

↘ **紙博館 廠區**
台中市神岡區中山路1313-7號
04-25631213　🅕 紙博館

FB